Fit in 6 Monaten

Ihr persönliches Fitnessprogramm …

… für mehr Ausdauer, bessere Ernährung und höhere Lebensqualität

Dr. Michael Spitzbart/Dr. Martina Hahn-Hübner

Dr. Spitzbart's

GESUNDHEITS-PRAXIS

Fit in 6 Monaten

Ihr persönliches Fitnessprogramm …

… für mehr Ausdauer, bessere Ernährung und höhere Lebensqualität

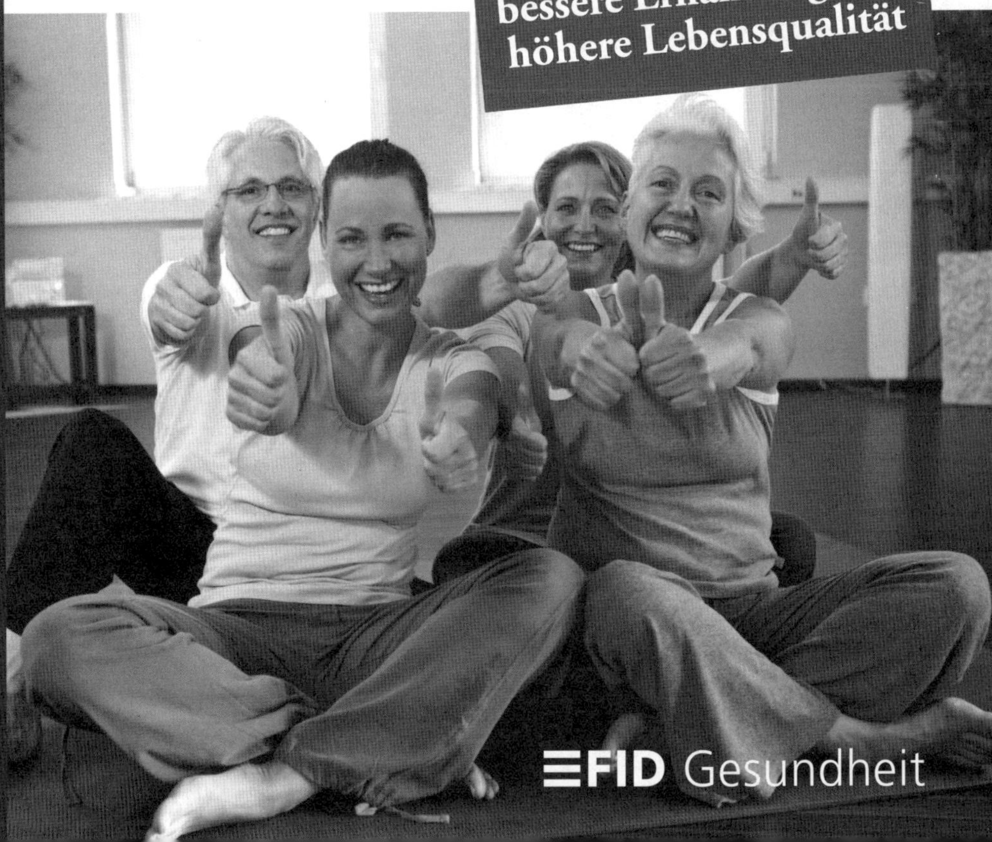

FID Gesundheit

1. Auflage, 2012

Layout und Satz: DTP & Grafik, B. König, Sankt Wolfgang
Fotos: www.fotolia.de
Redaktion: Dr. Michael Spitzbart, Dr. Martina Hahn-Hübner (v. i.S.d.P.)
Produktmanagement: Jennifer Großblotekamp
Druck: Druckerei Müller, Roth
ISBN 978-3-932017-88-9
www.spitzbarts-gesundheitspraxis.de

Inhaltsverzeichnis

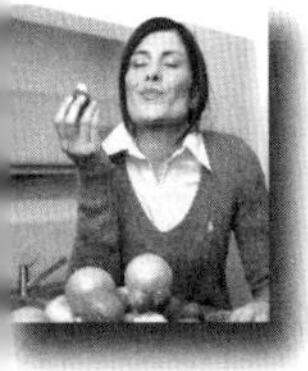

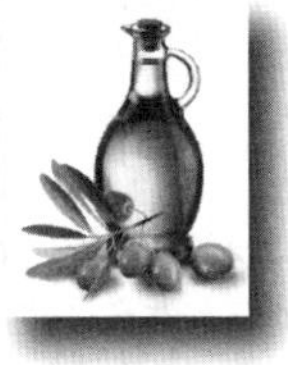

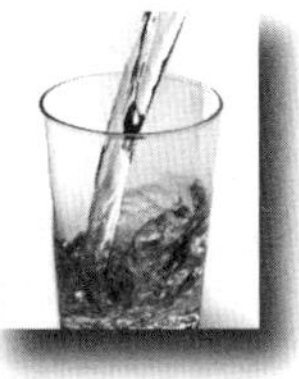

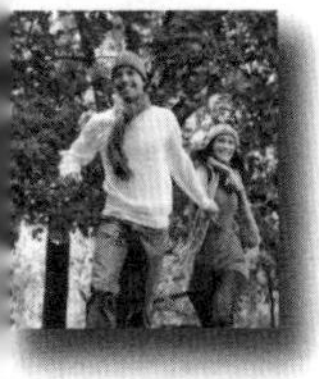

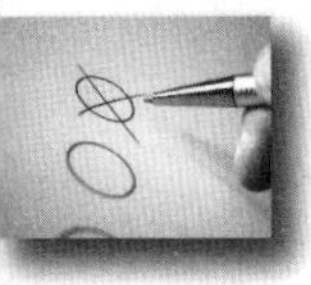

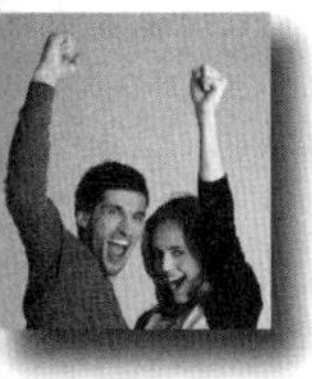

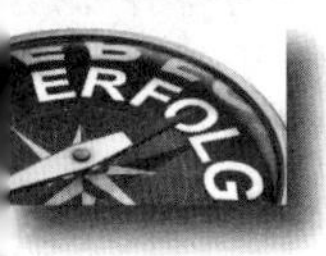

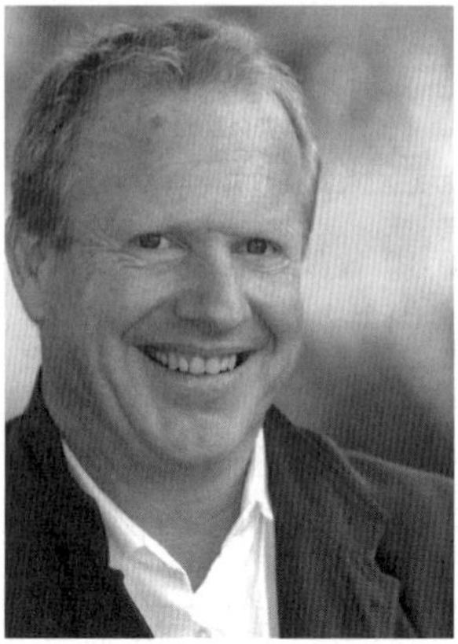

Dr. med. Michael Spitzbart
Arzt und Chefredakteur von Dr. Spitzbart's Gesundheits-Praxis

Ich mache Sie fit – in nur 6 Monaten

Liebe Leserin, lieber Leser,

Hand aufs Herz: Wie oft haben Sie sich schon vorgenommen, dass ab morgen alles anders wird? Haben sich geschworen, mehr Sport zu treiben, sich gesund zu ernähren und es langsamer angehen zu lassen? Sicherlich mehr als einmal.

Und wahrscheinlich sind Sie jedes Mal gescheitert. Manchmal schon am nächsten Tag, als Ihnen etwas dazwischen gekommen ist und Sie doch nicht, wie geplant, mit dem Sport beginnen konnten. Manchmal vielleicht auch erst nach drei Wochen, als Sie sich eine Ausnahme erlaubt und so richtig über die Stränge geschlagen haben. Der einen Ausnahme folgte häufig eine zweite, dann die dritte… und Ihre guten Vorsätze waren vom Winde verweht.

So geht es fast allen Menschen: Der Wunsch nach Fitness und einer gesunden Lebensart bleibt häufig nur ein Wunsch. Der Grund dafür ist ganz einfach: Sie nehmen sich zu viel vor.

Wenn Sie Ihr Leben verändern wollen, hin zu einer gesünderen Lebensweise, dann wollen Sie sich wahrscheinlich ab morgen nur noch gesund ernähren. Ohne Zucker, mit möglichst wenig Fett. Zeitgleich wollen Sie aufhören zu rauchen – und noch anfangen, (mehr) Sport zu treiben.

Sie nehmen sich also viel auf einmal vor – streng genommen zu viel. Von heute auf morgen wollen Sie mit allen Ihren lieb gewonnenen Gewohnheiten im Leben brechen und sie verändern. Schnell fehlt dann die Motivation, überhaupt weiterzumachen.

Aber das muss nicht so sein. Sie können tatsächlich Ihr Leben umstellen, fit und gesund werden – in nur sechs Monaten. Es ist gar nicht so schwer, wie Sie meinen. Das Geheimnis ist, dass Sie sich pro Monat nur kleine Veränderungen vornehmen. Langsam, Schritt für Schritt, können Sie auf diese Weise Ihr Leben verändern, hin zu mehr Fitness und Gesundheit. Und das Schöne an dieser Vorgehensweise: Sie bleiben motiviert, denn die kleinen Veränderungen schaffen Sie auf jeden Fall. Viel schneller als Sie gedacht haben, ist das halbe Jahr herum – und Sie leben tatsächlich so, wie Sie es immer wollten: fit und gesund!

Doch wie genau funktionieren diese kleinen Veränderungen? Die Antworten darauf finden Sie in dieser Broschüre. Speziell für Sie als meine Leser habe ich dieses Programm entwickelt, das Sie tatsächlich in einem halben Jahr fit macht – sofern Sie mitmachen und am Ball bleiben. Aber keine Angst: Sie schaffen das – Schritt für Schritt.

Denn Sie werden nicht von heute auf morgen alle Ihre geliebten Angewohnheiten aufgeben müssen. Auch verlange ich nicht von Ihnen, dass Sie ab sofort jeden Morgen mindestens eine halbe Stunde Sport treiben oder nur noch Gemüse und Obst essen.

Sie werden ganz langsam anfangen: mit einer Bestandsaufnahme Ihres bisherigen Lebens. Anhand eines umfangreichen Selbsttests werden Sie den Überblick darüber erhalten, wie Sie sich bisher ernähren, wie viel Bewegung in Ihrem Alltag ist und was bzw. wie viel Sie trinken.

Sechs Monate lang suchen Sie sich dann aus einer ganzen Sammlung von Zielen zu Bewegung und Ernährung jeweils ein bis zwei Teilziele pro Woche aus. Die setzen Sie dann um – und behalten sie auch bei. Ihre Ziele können Sie frei wählen – entsprechend Ihrem persönlichen Lebensstil und den Bereichen, wo Sie etwas verändern wollen.

Wünschenswert ist es, wenn Sie darüber hinaus aufhören zu rauchen – sofern Sie Raucher sind. Gehören Sie dagegen zu den Menschen, die zudem davon ausgehen, dass das Glas Wein oder Bier am Abend doch gesund ist? Für beide Fälle erhalten Sie die Extra-Broschüre „Rauchen, Alkohol, Stress – die drei größten Feinde Ihrer Gesundheit". Hier können Sie nicht nur nachlesen, warum Sie nicht jeden Abend Bier oder Wein trinken sollten, sondern finden auch Strategien, wie Sie von den Zigaretten wegkommen können.

Aber keine Angst: Auch wenn Sie jetzt befürchten, dass Sie im nächsten halben Jahr auf viel verzichten müssen – das Gegenteil ist der Fall. Denn Sie werden sehen: Mit jeder ungesunden Gewohnheit, von der Sie sich verabschieden, gewinnen Sie eine ganze Menge. Sie werden bald einen großen Schritt in Richtung Ihres Idealgewichts getan haben. Sie werden fitter sein – und sich auch deutlich gesünder und beweglicher fühlen. So werden Sie durch mein Programm „Fit in 6 Monaten" tatsächlich Spaß an gesunder Ernährung und Bewegung bekommen – und sich wundern, wie fit Sie nach diesem halben Jahr geworden sind.

Und nun beginnen Sie Ihren neuen Lebensabschnitt.

Ich wünsche Ihnen viel Spaß und Erfolg dabei,

Ihr

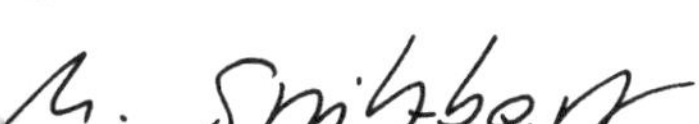

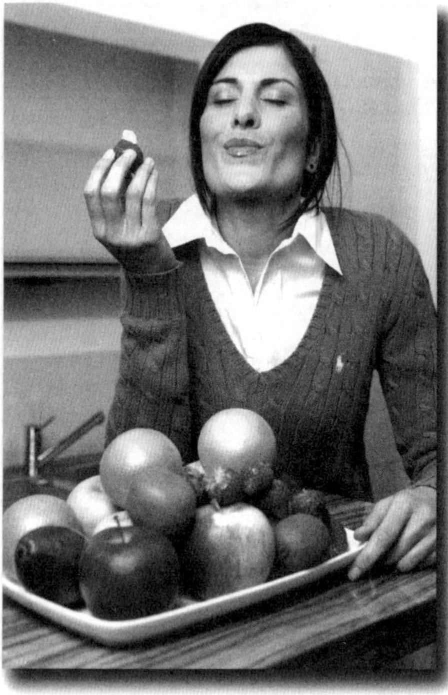

Die wichtigsten Ernährungsregeln für Ihre Gesundheit:

So können Sie sich vor Zivilisationskrankheiten schützen

Viele Risikofaktoren tragen zum Entstehen der so genannten Alters- oder Zivilisationskrankheiten bei, die Ihre Lebenszeit verkürzen. Dennoch sind sich die Forscher einig: Einen großen Schutz vor diesen Krankheiten wie Herzinfarkt, Diabetes oder Osteoporose bietet die Ernährung. Der Spruch: „Der Mensch ist, was er isst", hat eben tatsächlich seine Gültigkeit. Wie also sollte Ihre Ernährung zusammengesetzt sein, um Sie gesund altern zu lassen?

Eine gesunde, ausgewogene Ernährung kann keinen 100-prozentigen Schutz gegen den Ausbruch verschiedener Krankheiten bieten. Mit der richtigen Ernährung können Sie jedoch großen Einfluss auf Ihre persönliche Gesundheit nehmen. Dazu ist es übrigens nie zu spät. Selbst in der zweiten Lebenshälfte, ab 50 Jahre, können Sie Ihre Ernährung noch so umstellen, dass Ihr Körper und Ihre Gesundheit davon profitieren. Es gibt einige grundsätzliche Regeln, die Sie bei Ihrer Ernährung beachten sollten.

Schon mit 50 Jahren sinkt langsam der Kalorienbedarf Ihres Körpers.

Verringern Sie die Kalorienaufnahme

Schon mit 50 Jahren sinkt langsam der Kalorienbedarf Ihres Körpers. Sie brauchen als Mann ab 50 Jahre täglich noch 2.500 Kalorien, ab 65 Jahre sogar nur noch 2.300 Kalorien. Frauen über 50 sollten nicht mehr als 1.900 Kalorien zu sich nehmen, ab 65 brauchen Sie als Frau nur noch 1.600 Kalorien pro Tag. Alles, was Sie darüber hinaus zu sich nehmen, wird in Ihrem Körper als Fett abgelegt. Als Folge steigt Ihr Gewicht – und dieses Übergewicht erhöht das Risiko für die Krankheiten, die wir als Zivilisationskrankheiten bezeichnen (Diabetes, Herzinfarkt, Schlaganfall etc.).

Dabei enthält nicht jeder Nahrungsbestandteil die gleiche Menge an Kalorien:

- 1 g Kohlenhydrate enthält 4,1 Kalorien.
- 1 g Eiweiß enthält 4,1 Kalorien.
- 1 g Fett enthält 9,3 Kalorien.
- 1 g Alkohol enthält 7,1 Kalorien.

Eigentlich ist es also ganz einfach, Ihre Ernährung an Ihren veränderten Kalorienbedarf anzupassen: Reduzieren Sie Ihre Fett- und Alkoholaufnahme. Auf Alkohol sollten Sie so weit wie möglich verzichten. Für Fett gilt: Pro Tag sollten Sie maximal 0,8 g pro Kilogramm Körpergewicht zu sich nehmen. Dabei sollten Sie auf gesättigte Fette, wie sie in Wurst, Fleisch oder Saucen stecken, verzichten. Wählen Sie ungesättigte Fettsäuren, die zum Beispiel in Olivenöl, Fisch oder Nüssen enthalten sind.

Nehmen Sie ausreichend Eiweiß zu sich

Auf vielen deutschen Tellern landen stattdessen immer noch die falschen Kohlenhydrate: die Dickmacher Zucker und Weißmehl.

Gegen den Mythos, dass wir alle zu viel Eiweiß essen, kämpfe ich schon lange. Denn das pflanzliche Eiweiß, dass so wichtig für den Körper ist, findet sich nur selten in ausreichender Menge auf dem Speiseplan. Aber gerade in der zweiten Lebenshälfte brauchen Sie besonders viel von diesem pflanzlichen Eiweiß. Denn im Alter verändert sich der Eiweiß-Stoffwechsel Ihres Körpers. Sie haben dadurch einen höheren Bedarf an den wichtigen Aminosäuren, die Sie nur über Eiweiß zu sich nehmen können. Diese Aminosäuren brauchen Sie für den Aufbau von Muskeln, für ein starkes Immunsystem und für die Hormone, die Sie jung halten.

Gehen Sie sparsam mit Zucker und Weißmehl um

Zwar sollte Ihre Ernährung überwiegend aus Eiweiß und Kohlenhydraten bestehen, doch es kommt auf die richtigen Kohlenhydrate an. Diese stecken in Obst, Gemüse und Vollkornprodukten.

Auf vielen deutschen Tellern landen stattdessen immer noch die falschen Kohlenhydrate: die Dickmacher Zucker und Weißmehl. Sie stecken im Toastbrot am Morgen, in den Nudeln am Mittagstisch, im Stück Kuchen am Nachmittag und in den Süßigkeiten beim abendlichen Fernsehen. Und sie stehen dem gesunden Altern im Weg. Denn sie sorgen dafür, dass das Dickmacher-Hormon Insulin ausgeschüttet wird, das die Entstehung von Übergewicht ankurbelt. Und sie verhindern die Arbeit des Hormons STH, das Sie jung und gesund erhält. Meiden Sie also Produkte aus Weißmehl, wann immer es möglich ist. Und Zucker stellen Sie am besten in den Gewürzschrank. Verwenden Sie ihn entsprechend – als wäre er ein besonders seltenes und teures Gewürz, also ganz sparsam.

Trinken Sie genug

Eine zu geringe Trinkmenge kann auf Dauer nicht nur zu Austrocknung führen. Viele Menschen verwechseln Durst und Hunger. Klingt schwer vorstellbar, ist aber so: Sie greifen zu einem schnellen Snack, zu einer ungesunden Nascherei, weil „ihnen danach ist". In Wirklichkeit aber haben sie Durst. Leider verändern sich in der zweiten Lebenshälfte die Rezeptoren im Nervensystem Ihres Körpers, die das Durstgefühl anzeigen. So verspüren Sie Durst erst dann, wenn Ihr Körper dringend etwas zu trinken braucht. Das kann aber auch erst nach 24 Stunden der Fall sein. Auf Dauer kann so eine verringerte Flüssigkeitsaufnahme zu einer erhöhten Infektanfälligkeit, aber auch zu Kreislauf- und Nierenversagen führen. Trinken Sie daher ausreichend, pro Kilogramm Körpergewicht circa 30 ml.

Viele Menschen verwechseln Durst und Hunger. Klingt schwer vorstellbar, ist aber so.

Essen Sie wirkliche Nahrungsmittel

Die Industrie macht es uns leicht: Es gibt viele verschiedene Fertiggerichte, die Sie nur aufzuwärmen müssen. Die Essenszubereitung funktioniert schnell und leicht. Doch diese Nahrung ist ernährungsphysiologisch betrachtet tot. Sie enthält keine Vitamine, Mineralstoffe und Enzyme mehr. Genau so verhält es sich mit Gemüse, das Sie zu lange bei zu starker Hitze kochen. Auch das verliert sämtliche Stoffe, die Sie vor Zivilisationskrankheiten schützen können.

Daher sollten Sie mindestens die Hälfte Ihrer Lebensmittel, die Hälfte von Obst und Gemüse, roh essen. So bleiben die Vitalstoffe erhalten und können in Ihrem Körper ihre Schutzwirkung auch entfalten.

Sie sollten mindestens die Hälfte Ihrer Lebensmittel, die Hälfte von Obst und Gemüse, roh essen.

Obst und Gemüse sollten in großen Mengen auf Ihrem Speiseplan stehen

Nehmen Sie sich ein Beispiel an den Bewohnern der Insel Kreta. Hier essen die Menschen im Durchschnitt 230 Kilogramm Obst und Gemüse pro Kopf im Jahr – wir in Deutschland bringen es nur auf 80 Kilo. Die Folge: Die Kreter erkranken 78 % weniger oft an Herzinfarkten und nur halb so häufig wie die Deutschen an Krebs. Das liegt an den gesunden Schutzstoffen in Obst und Gemüse, den sekundären Pflanzenstoffen.

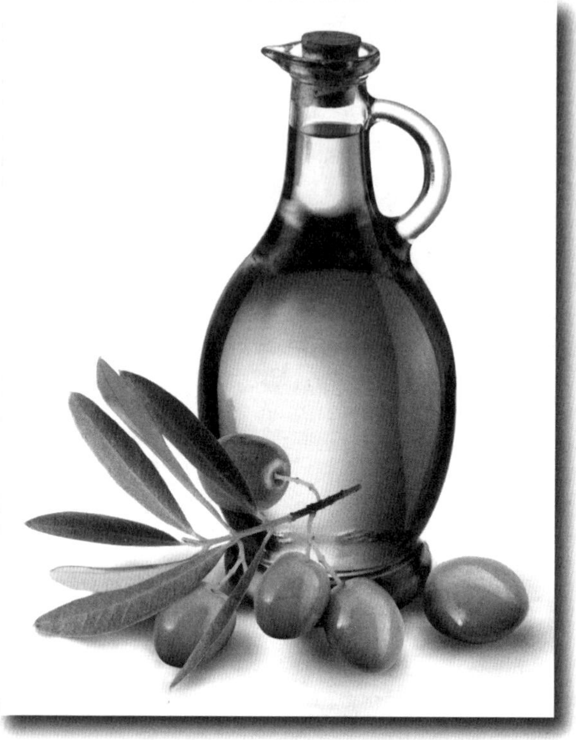

Fette:

Welche Schmierstoffe Ihr Körper wirklich braucht, um rundzulaufen

Fett macht fett, verstopft die Adern und ist einfach ungesund. So weit, so gut, so richtig – aber Fett ist nicht gleich Fett. Es gibt auch Fette, die Ihr Körper dringend braucht und die Sie sogar vor Krankheiten schützen. Doch wie können Sie Ihrem Körper die richtigen Fette liefern? Ich sage Ihnen jetzt, worauf Sie achten müssen.

Stellen Sie sich vor, Sie wollen ein paar Kilos verlieren. Wie stellen Sie das an? Der augenscheinlich vernünftigste Weg ist, wenn Sie auf Fett verzichten – so denken Sie. Aber das ist nicht unbedingt richtig. Sie reduzieren also Ihren Fettkonsum extrem, nehmen fast gar keine Fette und Öle mehr zu sich.

Der augenscheinlich vernünftigste Weg ist, wenn Sie auf Fett verzichten – so denken Sie. Aber das ist nicht unbedingt richtig.

Es gibt eine Langzeit-Studie der Harvard School of Public Health, die ich Ihnen unbedingt vorstellen möchte. An ihr nahmen im Laufe der Jahre unzählige freiwillige übergewichtige Testpersonen teil, die in drei Gruppen eingeteilt wurden:

- Gruppe 1 konnte sich kohlenhydratreich, aber kalorienreduziert und fettarm ernähren. Die Ernährung bestand aus 15 % Eiweiß, 30 % Fett und 55 % Kohlenhydraten.
- Gruppe 2 erhielt eine Ernährung, die arm an Kohlenhydraten und reich an Fett war. Sie setzte sich aus 5 % Kohlenhydraten, 15 % Eiweiß und 65 % Fett zusammen.
- Gruppe 3 ernährte sich wie Gruppe 2, durfte aber 300 Kalorien mehr essen. Die Wissenschaftler gingen davon aus, dass diese Gruppe innerhalb der Studiendauer von zwölf Wochen 3 Kilo zunehmen würde.

Das Ergebnis ist auf den ersten Blick überraschend. Während die Teilnehmer in Gruppe 1 nur 6,8 Kilo verloren, nahmen die Teilnehmer aus Gruppe 2 durchschnittlich 9,2 und die aus der dritten Gruppe 8 Kilogramm ab. Wie ist das zu erklären? Immerhin war der Fettkonsum in diesen beiden Gruppen doch höher.

Nicht jedes Fett lässt Ihr Gewicht in die Höhe schnellen

Der Schlüssel zur Lösung dieser Frage liegt im verwendeten Fett begründet. Es war keine Butter, keine Sahne und keine fette Salami, die die Teilnehmer während der zwölf Wochen Studiendauer zu sich nahmen. Die Wissenschaftler verwendeten nur pflanzliche Fette: Olivenöl und Leinöl. Diese Fette sind keine Dickmacher. Die Dickmacher sind tierische Fette – Fette, die in Wurst, Süßigkeiten oder Pommes stecken –, und die nicht nur Pfunde auf Ihre Rippen zaubern, sondern auch schwere Schäden an Ihren Organen hervorrufen können.

Dickmacher sind tierische Fette – Fette, die in Wurst, Süßigkeiten oder Pommes stecken.

Diese Fette lassen Sie langsam verblöden

Ernähren Sie sich überwiegend von tierischen Fetten, wie aus Fleisch oder Wurst und dazu noch Pommes und Pizza, dann nehmen Sie große Mengen Fett zu sich, dass Sie auf Dauer tatsächlich verblöden lässt. Nämlich Fett aus so genannten gesättigten Fettsäuren. Diese haben eine vorherrschende Eigenschaft: sie verstopfen auf Dauer Ihre Arterien, auch die in Ihrem Gehirn. Darüber hinaus sucht sich Ihr Körper natürlich einen Speicherplatz für dieses „Zuviel" an Fett. Geeignet sind dafür Bauch und Hüften – und natürlich die Kanäle, die Ihr Gehirn durchziehen. Auf Dauer ist Ihr Denkapparat so zugekleistert mit all dem überschüssigen Fett, dass Sie keine Chance mehr haben, auch nur einen klaren Gedanken zu fassen.

Schlechte Fette machen krank ...

Vielleicht halten Sie mir jetzt entgegen, dass ich doch immer auf eine fettarme Ernährung poche. Ich warne Sie in der Tat vor Fett – und zwar vor dem falschen Fett. Vor tierischen Fetten und Transfettsäuren, den so genannten gesättigten Fetten.

- **Tierische Fette machen Sie in der Tat krank.** Das sind die Fette, die Sie in Wurst oder Fleisch finden. Sie lagern sich an den Zellwänden an, machen diese steif und unbeweglich. Die Arterien verhärten und verengen sich. Das Blut kann immer schlechter passieren. Schließlich sind die Arterien so verstopft, dass das Blut nicht mehr durchkommt – geschieht das in der

Nähe des Herzens, kommt es zum Herzinfarkt, in Gehirnnähe zum Schlaganfall.

Zudem stehen tierische Fette im Verdacht, Prostata-, Eierstock- und Brustkrebs zu fördern. Durch die unbeweglichen Zellwände werden die Erbinformationen nicht mehr ausreichend vor Mutationen durch Umweltschäden oder Strahlung geschützt. Sie mutieren – und das ist der Auslöser von Krebs.

Außerdem erhöhen tierische Fette das Alzheimer-Risiko. Ernähren Sie sich zu fett, wird in Ihrem Körper der so genannte oxidative Stress gesteigert. Es bilden sich über Jahre hinweg zu viele freie Radikale, die die Ablagerung des Beta-Amyloid fördern, was wiederum Alzheimer auslöst.

Tierische Fette stehen im Verdacht, Prostata-, Eierstock- und Brustkrebs zu fördern.

- **Transfettsäuren sollten Sie ebenfalls meiden.** Diese Fette, die sich auch hinter der Bezeichnung „gehärtete Fette“ verstecken, sind in allen Lebensmitteln enthalten, die industriell verarbeitet werden – in Pommes genau so wie manchen Keksen oder in Eis. Transfettsäuren haben die Eigenschaft, die Zellwände so zu verhärten, dass Insulin nicht mehr so einfach andocken kann. Dadurch hat es der Zucker schwerer, in die Zellen einzudringen. Es kommt zur Insulinresistenz, dem ersten Schritt auf dem Weg zur Diabetes. Schon wenn Ihre tägliche Nahrung nur 2 % Transfettsäuren enthält, steigern Sie Ihr Diabetes-Risiko um 40 %. Können Sie sich vorstellen, wie viel diese 2 % sind? Bei einem durchschnittlichen Menschen entspricht das 30 Kalorien. Diese 30 Kalorien, gewonnen aus Transfettsäuren, stecken in einer Tüte Pommes frites.

Distelöl, Weizenkeimöl, aber auch Soja- oder Sonnenblumenöl sollten sparsam verwendet werden.

- **Auch bestimmte pflanzliche Fette sollten Sie sparsam verwenden.** Dazu gehören Distel-, Weizenkeim-, aber auch Soja- und Sonnenblumenöl. Diese Öle enthalten Omega-6-Fettsäuren. Solche Fettsäuren beeinflussen das Gleichgewicht der Gewebshormone, der so genannten Eicosanoide. Nur wenn deren Gleichgewicht aber stimmt, werden die anderen Hormone im Körper zur richtigen Zeit stimuliert oder gehemmt, und die Organfunktionen laufen geregelt ab. Nehmen Sie zu viele Omega-6-Fettsäuren zu sich, sind auf Dauer Ihre gesamten Körperfunktionen gestört.

... gute Fette stärken Ihre Gesundheit

Aber es gibt auch gute Fette, nämlich die ungesättigten. Und die sollten Sie in Maßen zu sich nehmen, denn Ihr Körper braucht Fett. Ohne Fett könnten Sie zum Beispiel fettlösliche Vitamine wie Vitamin A gar nicht aufnehmen.

Wichtig ist, dass Sie Fette wählen, die das richtige Verhältnis an Fettsäuren liefern. Das können nicht alle Fette, aber die folgenden:

Wichtig ist, dass Sie Fette wählen, die das richtige Verhältnis an Fettsäuren liefern.

- **Fischfett.** Wenn Sie noch zu der Generation der Lebertran-Kinder gehören, wissen Sie, dass man immer gesagt hat, Lebertran sei gut für die Nerven und für gute Laune. Das stimmt – nur brauchen Sie heute keinen Lebertran mehr zu sich zu nehmen. Essen Sie einfach den ganzen Fisch. Das in Lachs, Makrele oder Hering enthaltene Fischfett hat die gleiche Wirkung. Es besteht aus ungesättigten Fettsäuren, die Sie vor Krebs schützen, weil die Zellwände beweglich bleiben.

  Darüber hinaus bekommen Sie keine Depressionen, wenn Sie sich mit ausreichend Fisch versorgen – und, ehrlich gesagt, Fisch schmeckt doch auch viel besser als nur der Lebertran, mit dem Sie in Ihrer Kindheit immer „gequält“ wurden..

- **Raps- oder Olivenöl enthalten einfach ungesättigte Fettsäuren.** Diese haben die Fähigkeit, den Gehalt an schlechtem Cholesterin im Körper zu senken. So sind Sie vor Herzinfarkten geschützt. Darüber hinaus gibt es mittlerweile erste Untersuchungen, dass einfach ungesättigte Fettsäuren auch einen gewissen Schutz vor Brustkrebs bieten – das muss aber in Studien noch genauer untersucht werden.

- **Omega-3-Fettsäuren sind mehrfach ungesättigte Fettsäuren.** Sie senken das schlechte Cholesterin im Körper und verringern die Entstehung von körpereigenen, entzündungshemmenden Stoffen. Dadurch schützen sie vor Herzinfarkt, Schlaganfall, rheumatischen Erkrankungen und Migräne. Sogar gegen Depressionen können Omega-3-Fettsäuren helfen bzw. diese effektiv vorbeugen.

Maßhalten sollten Sie bei Fetten immer

Wie viel Fett gesund ist, hängt nicht nur von der Sorte, sondern auch von der Menge ab, die Sie zu sich nehmen. Das beste Rapsöl, das gesündeste Olivenöl wird ungesund, wenn Sie zu viel davon verwenden. Auch hier ist Maßhalten die Devise. Zwei- bis dreimal pro Woche sollten Sie Fisch essen, um genügend Fischfett, aber auch Omega-3-Fettsäuren zu sich zu nehmen. Lachs, Hering oder Makrele sind sehr empfehlenswert, denn gerade diese fetten Seefische enthalten die wichtigen Fettsäuren. Zusätzlich empfehle ich Ihnen noch drei bis fünf Esslöffel Öl pro Tag, vorzugsweise Oliven-, Raps-, Lein- oder Walnussöl. Am besten, Sie nutzen das Öl, um ein Salatdressing zu kreieren, dann zerstören Sie seine gesunden Inhaltsstoffe nicht durch Erhitzen.

Zwei- bis dreimal pro Woche sollten Sie Fisch essen, um genügend Fischfett, aber auch Omega-3-Fettsäuren zu sich zu nehmen.

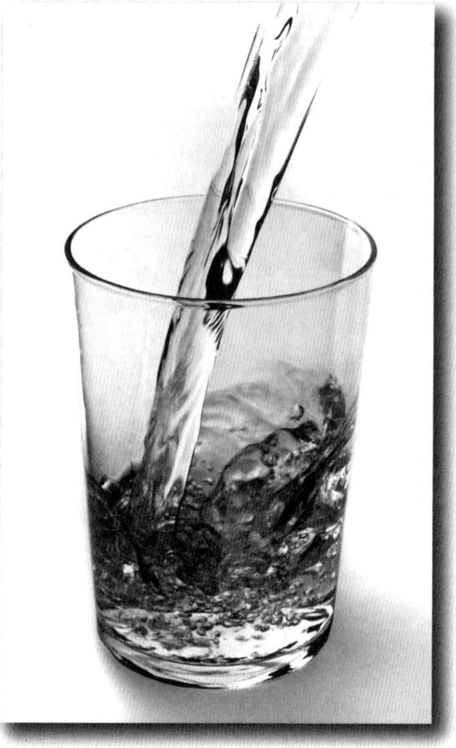

Sprudel oder Leitungswasser: Versorgen Sie Ihren Körper mit ausreichend Flüssigkeit

Bis zu 3 Liter Wasser pro Tag – so lautet die offizielle Trinkempfehlung der Deutschen Gesellschaft für Ernährung. Erschreckenderweise schaffen manche Menschen nur ein Drittel dieser Menge. Das ist eindeutig zu wenig und kann schwere gesundheitliche Schäden nach sich ziehen. Allerdings trifft ein pauschaler Bedarf von 3 Litern auch nicht auf jeden Menschen zu. Ich zeige Ihnen, wie viel Wasser Sie tatsächlich brauchen und wie Sie die richtige Wassersorte auswählen.

Ich habe doch keinen Durst" – das ist die häufigste Antwort, wenn ich Patienten oder Seminarteilnehmer frage, warum sie so wenig trinken. Durst ist ein Alarmsignal Ihres Körpers und tritt erst auf, wenn es schon zu spät ist: Wenn Ihr Körper schon einen Teil seines Wassers verloren hat und die Körperprozesse auf Sparflamme laufen.

Nur bei einer ausreichenden Flüssigkeitsaufnahme werden Ihre Nieren ausreichend gespült; die einzige Möglichkeit, Schadstoffe mit dem Urin auszuscheiden.

Sorgen Sie jetzt nicht rechtzeitig für Flüssigkeitsnachschub, gefährden Sie damit Ihre Gesundheit. Sie verhindern, dass das Wasser giftige Substanzen aus Ihrem Körper herausschwemmt. Diese Stoffe lagern sich an und schwächen Ihr Immunsystem. Infekte haben nun freie Bahn. Auch Krankheitserreger werden nicht mehr mit ausgeschwemmt, Sie erholen sich nicht so schnell von Erkältungen oder einer Grippe. Nur bei einer ausreichenden Flüssigkeitsaufnahme werden Ihre Nieren ausreichend gespült – die einzige Möglichkeit, Schadstoffe mit dem Urin auszuscheiden.

Auch im Winter heißt es ausreichend trinken

Im heißen Sommer fällt das Trinken leichter. Aber auch im Herbst und Winter dürfen Sie Ihre Flüssigkeitsaufnahme nicht herunterfahren. Denn die trocken- bzw. feucht-kalte Luft macht Ihrem Körper zu schaffen. Hinzu kommt in den Räumen die trockene, warme Heizungsluft. Sie trocknet die Schleimhäute aus – diese aber müssen immer feucht bleiben, denn sie sind Ihr bester Schutz vor Infekten.

Trinkmenge: So viel brauchen Sie wirklich pro Tag

Als ausreichende Trinkmenge wird in der Regel ein Tagesverbrauch von 2 bis 3 Litern bezeichnet. So einfach ist es aber nicht: Ein kleiner, zierlicher Mensch braucht natürlich nicht so viel wie ein Hüne von 2 Metern Größe. Berechnen Sie daher Ihren Wasserverbrauch selbst: 30 ml pro Kilogramm Gewicht benötigen Sie. Bei 70 Kilo macht das also 2 Liter – 2 Drittel dieser Wassermenge sollten Sie morgens trinken.

Trinken Sie das am besten kontrollierte Lebensmittel

Was aber sollten Sie trinken? Am besten natürlich Wasser. Es löscht den Durst, hat keine Kalorien und ist daher gesund. Wenn Sie es ganz einfach haben wollen, drehen Sie einfach den Wasserhahn auf. Unser Leitungswasser gehört zu den am besten kontrollierten Lebensmitteln. Ein weiterer Vorteil: Es kostet je nach Region maximal 0,5 Cent pro Liter. So preiswert können Sie sonst kein Lebensmittel kaufen.

Was aber sollten Sie trinken? Am besten natürlich Wasser. Es löscht den Durst, hat keine Kalorien und ist daher gesund.

Wasser wird in Deutschland zu 75 % aus Grundwasser gewonnen. Dieses ist vor Verschmutzung und Belastung durch Schadstoffe sehr gut geschützt. Ständig wird das gewonnene Wasser kontrolliert, so dass eine dauerhaft gleich bleibende Qualität garantiert ist.

Allerdings kann Wasser durch den Transport verschmutzt werden, wenn Sie zum Beispiel noch alte Rohrleitungen im Haus haben. Wohnen Sie in einem Altbau, können hier durchaus Bleileitungen vorhanden sein. Auch Kupferrohre können Ihr Trinkwasser verschmutzen. Weiches Wasser kann aus den Leitungen Metall auslösen und mit sich führen.

Wenn Sie sich nicht sicher sind, ob Ihr Wasser in einwandfreier Qualität bei Ihnen aus dem Hahn kommt, können Sie sowohl in einer Apotheke als auch bei Ihren Wasserwerken eine Trinkwasseranalyse in Auftrag geben. Stellt sich dabei heraus, dass das Wasser bei Ihnen zu Hause mit Schwermetallen belastet ist, sollten Sie zum Kochen und Trinken auf Mineralwasser umsteigen.

Wenn Sie sich nicht sicher sind, ob Ihr Wasser in einwandfreier Qualität bei Ihnen aus dem Hahn kommt, können Sie sowohl in einer Apotheke als auch bei Ihren Wasserwerken eine Trinkwasseranalyse in Auftrag geben.

Wasserfilter sind keine empfehlenswerte Lösung

Je nach Region unterschiedlich ist der Kalkgehalt im Wasser. Kalk hat zwei Auswirkungen: Tee und Kaffee schmecken nicht so gut. Und zudem verkalken Kaffeemaschinen, Töpfe und andere Gefäße. Die Industrie hat hierfür ein Mittel parat: Wasserfilter. Diese scheinen eine gute Lösung, verschwinden doch die weißen Ränder in den Geräten, und auch Tee oder Kaffee schmecken viel aromatischer. Dennoch rate ich Ihnen von diesen Geräten ab.

Die Industrie hat gegen Verkalkung ein Mittel parat: Wasserfilter. Ich rate ich Ihnen von diesen Geräten ab.

1. Auf den Patronen, die ständig feucht sind, entwickeln sich schon nach einigen Tagen wahre Bakterien-Kolonien. Diese Bakterien gelangen natürlich auch in Ihr Wasser – keine gute Alternative.
2. Auch Filter, die versprechen, Blei, Kupfer oder Nitrit zu beseitigen, sind nicht empfehlenswert. Bei den meisten passiert das Wasser die Filterschichten zu schnell, die Schadstoffe können so gar nicht komplett eliminiert werden.
3. Es gibt sogar Filter, die selbst wieder Schadstoffe wie Chlorid oder Silber an das gefilterte Wasser abgeben.

Sodabereiter: Verbannen Sie diese Bakterienschleudern

Sodabereiter waren vor einigen Jahren groß im Trend – bei guter Trinkwasserqualität schien auch nichts dagegen zu sprechen, sich seinen Sprudel selbst zu machen. Die Vorteile der Geräte liegen auf der Hand:

- Trinkwasser kostet nur ein paar Cent.
- Sie brauchen keine Kisten zu schleppen und kein Leergut zurückzubringen.
- Sie haben immer Wasser im Haus.
- Durch die vielen Konzentrate können Sie sich die verschiedensten Geschmäcker zusammenmixen.

Zusätzlich sind die Geräte in den letzten Jahren preiswerter geworden. Mittlerweile gibt es sogar einen Apparat, der keine Spezialflaschen mehr benötigt, in die das Getränk gefüllt wird. Sie können ganz normale Sprudelflaschen verwenden.

Dennoch sind die Geräte in der letzten Zeit in Verruf gekommen. Grund dafür ist die mangelhafte Möglichkeit, sie zu reinigen. Die Flaschen, die verwendet werden, sind bei den meisten Apparaten immer noch aus Plastik und vertragen kein heißes Wasser. Sie schrumpeln zusammen und sind dann nicht mehr zu verwenden. Auch das Gerät selbst lässt sich nur schwer, an manchen Stellen gar nicht reinigen. Hier kann sich ein regelrechter Film aus Bakterien und Keimen bilden.

Die Geräte sind in der letzten Zeit in Verruf gekommen. Grund dafür ist die mangelhafte Möglichkeit, sie zu reinigen.

Das Ventil, das bis in die Flasche reicht und durch das die Kohlensäure in das Wasser gelangt, hängt ungeschützt am Gerät. Sie können es leicht mit Ihren Fingern berühren, zudem können sich Keime aus der Luft daran sammeln. Sogar Fäkalkeime in hohen Mengen haben Wissenschaftler des Instituts für Umweltmedizin und Krankenhaushygiene der Universität Freiburg im aufbereiteten Wasser gefunden, teilweise bis zu 6,9 Millionen Keime pro Liter. Damit werden die Grenzwerte um das Hundertfache überschritten.

Das zubereitete Wasser dürfen Sie nicht länger als einen Tag aufbewahren, am besten im Kühlschrank. Sonst können sich auch hier Keime ansiedeln. Alles in allem sind Sodastreamer also keine empfehlenswerte Alternative.

Aus was sollte sich ein gutes Mineralwasser zusammensetzen?

Bleibt das Mineralwasser. Sie haben die Qual der Wahl: Rund 600 Quellen gibt es allein in Deutschland, viele Firmen stellen gleich mehrere Sorten her, mit unterschiedlich hohem Kohlensäuregehalt. 65 der Quellen sind sogar als Heilquellen anerkannt – das Wasser darf sich Medizin nennen. Ich zeige Ihnen, auf was Sie bei so viel Auswahl wirklich achten sollten. Normalerweise aber reicht für den Alltag ganz einfaches Mineralwasser - am besten direkt aus Ihrer Region.

Wichtigste Informationsgrundlage bietet Ihnen das Etikett. Hier sind die Angaben, ob es sich um ein Mineral-, Tafel-, Quell- oder Heilwasser handelt, aufgedruckt (weitere Erklärungen dazu finden Sie im Kasten auf Seite 27). Wenn Sie Mineralwasser kaufen, sollten Sie auf einige Inhaltsstoffe besonders achten. Enthalten sein sollten …

- **Magnesium:** Es ist nicht nur an vielen Stoffwechselfunktionen beteiligt und stärkt ihre Nerven, sondern ist auch dafür verantwortlich, dass die Nervenimpulse an die Muskeln weitergegeben werden, und es aktiviert Enzyme, die für die Energiegewinnung verantwortlich sind.
- **Kalium:** Es lässt die Zellen wachsen und senkt den Blutdruck.
- **Kalzium und Phosphor:** Zusammen bilden sie ein Team, das Ihre Knochen stark hält und Sie vor Osteoporose schützt. Zudem reguliert Kalzium den Wasserhaushalt Ihres Körpers.

Wann brauchen Sie ein besonderes Mineralwasser?

- **Als Sportler brauchen Sie viel Natrium.** Wenn Sie Sport treiben und schwitzen, verliert Ihr Körper nicht nur Flüssigkeit, sondern auch Natriumchlorid. Ihr Wasser sollte daher rund 200 mg Natrium pro Liter beinhalten. Mischen Sie 2 Teile Wasser mit 1 Teil Apfelsaft, so fällt es Ihrem Körper noch leichter, die Flüssigkeit-Mineralstoff-Balance wieder herzustellen, die beim Sport durch das Schwitzen aus dem Gleichgewicht geraten ist.

Sie haben die Qual der Wahl: Rund 600 Quellen gibt es allein in Deutschland

- **Der umgekehrte Fall liegt vor, wenn Ihr Blutdruck zu hoch ist.** Zwar wissen wir heute, dass eine salzhaltige Ernährung den Blutdruck nicht noch mehr in die Höhe treibt. Aber da wir in der Regel doppelt so viel Salz pro Tag zu uns nehmen, als gesund ist, sollten Sie bei Bluthochdruck besonders auf Ihren Salzkonsum achten. Sie sollten sich ein Wasser aussuchen, das maximal 20 mg/l Natrium enthält.

- **Schwache Knochen brauchen Kalzium.** Es stärkt Ihre Knochenmasse und beugt so Osteoporose vor. Auch jüngere Frauen, die schwanger sind oder stillen, benötigen ein kalziumhaltiges Mineralwasser. Es sollte mindestens 400 mg Kalzium pro Liter enthalten.

- **Stehen Sie unter Stress, muss es Magnesium sein.** Denn Dauerstress ist ein echter Magnesiumräuber. Das Gleiche gilt übrigens auch, wenn Sie viel Sport treiben oder ständig Medikamente einnehmen müssen. Sie sollten zu einem Wasser greifen, das mindestens 100 mg Magnesium pro Liter enthält.

Darf es viel oder wenig prickeln?

Mittlerweile sind Wässer ohne Kohlensäure schon lange keine Ausnahme mehr; sogar der Discounter um die Ecke hat Sprudel mit viel, wenig und gar keiner Kohlensäure im Angebot. Natürlich ist es Geschmackssache, welche Sorte Sie wählen. Generell sollten Sie auf stilles Wasser zurückgreifen, wenn Sie einen empfindlichen Magen haben. Zudem tragen kohlensäurearme Wässer nicht so zur Übersäuerung Ihres Körpers bei.

Generell sollten Sie auf stilles Wasser zurückgreifen, wenn Sie einen empfindlichen Magen haben.

Auch Wasser mit Geschmack setzt sich mehr und mehr durch – an heißen Tagen kann es, gekühlt, sehr erfrischend und lecker sein. Aber Vorsicht: Es ist immer Zucker enthalten, zudem Aromen und Konservierungsstoffe. Mit dem eigentlichen Mineralwasser haben diese Getränke nichts mehr zu tun – daher nennen sie sich auch meist nicht mehr „Wasser“, sondern „Erfrischungsgetränk mit Geschmack“. Ab und zu sind sie sicherlich mal eine Abwechslung, als Dauergetränk rate ich Ihnen aber davon ab.

Sie können nicht zu viel trinken

Menschen, die wenig trinken, argumentieren häufig damit, dass eine zu große Trinkmenge schädlich sei, sogar tödlich enden könne. Dieses Argument lasse ich nicht gelten – denn den meisten Menschen wird es nicht möglich sein, die Trinkmenge, die der Körper verarbeiten kann, zu überschreiten.

Sie können ohne Gefahr für Ihre Gesundheit täglich drei Liter Wasser zu sich nehmen, bei großer Hitze sogar vier bis fünf Liter, ohne dass Sie sich schaden.

Die Gefahr besteht nur bei wenigen, zum Beispiel bei Marathonläufern. Hier ist es tatsächlich schon zu Todesfällen gekommen, weil die Sportler zu viel getrunken haben – und dann vor allem natriumarmes Wasser. Durch dieses sinkt der Natriumspiegel im Körper deutlich ab, was dann zum Tode führen kann.

Sie können aber ohne Gefahr für Ihre Gesundheit täglich drei Liter Wasser zu sich nehmen, bei großer Hitze sogar vier bis fünf Liter, ohne dass Sie sich schaden. Wählen Sie eine Sorte mit mittlerem bis hohem Natriumgehalt aus. Das Wasser sollte dann allerdings nicht natriumarm sein. Normalerweise aber reicht für Sie die Trinkmenge von 30 ml/kg Körpergewicht – damit sind Sie ausreichend versorgt.

Wasser ist nicht gleich Wasser

Wer meint, Wasser sei Wasser, irrt sich gewaltig: Außer Mineralwasser gibt es Quellwasser, Tafelwasser, Heilwasser und natürlich Trinkwasser.

Heilwasser kommt wie Mineralwasser aus unterirdischen Wasservorkommen. Es ist ursprünglich rein und wird am Quellort abgefüllt. Außerdem wirkt es bei Krankheiten – wissenschaftlich abgesegnet und amtlich bestätigt – heilend, lindernd und vorbeugend. Je nach Zusammensetzung fördern bestimmte Heilwässer die Verdauung, andere normalisieren den Blutdruck oder verhindern die Bildung von Nierensteinen. Deshalb ist Heilwasser kein Lebensmittel, sondern unterliegt dem Arzneimittelgesetz.

Quellwasser stammt wie Mineralwasser aus unterirdischen Wasservorkommen. Die Anforderungen an die Inhaltsstoffe sind im Vergleich zu natürlichem Mineralwasser jedoch geringer. Es muss nicht ursprünglich rein sein und braucht keine Mindestmengen an Mineralstoffen und Spurenelementen zu enthalten.

Tafelwasser ist in der Regel kein Naturprodukt. Es ist eine Mischung aus verschiedenen Wasserarten, etwa aus Trink-, Mineral- und Meerwasser.

Trinkwasser stammt etwa zu zwei Dritteln aus dem Grundwasser und zu etwa einem Drittel aus Oberflächenwasser, also Seen, Talsperren und dem Uferfiltrat von Flüssen. Laut Trinkwasserverordnung muss Leitungswasser unter anderem farb- und geruchlos, keimarm und frei von Krankheitserregern sein. Bevor es diese Anforderungen erfüllt, wird es in der Regel aufbereitet und mit einigen dafür zugelassenen Chemikalien versetzt.

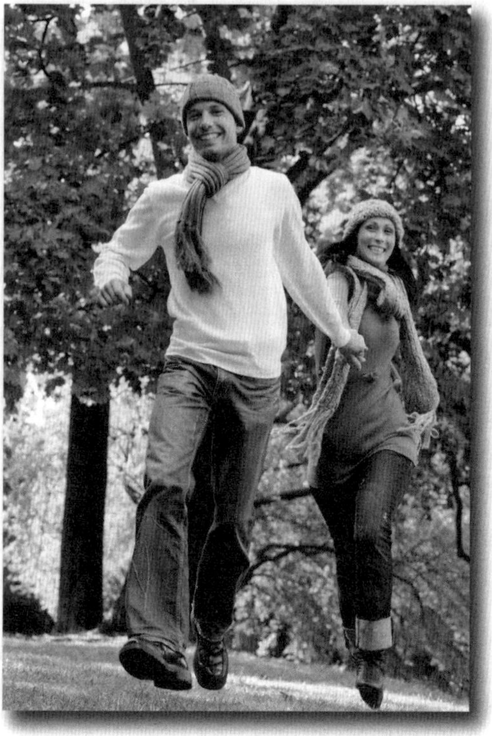

Bewegung:
Steigern Sie Ihr Wohlbefinden und Ihre Gesundheit durch Sport

Heutzutage bewegen wir uns kaum noch – dabei hält Bewegung wirklich jung. Vor allem aber reduziert regelmäßiger Sport das Risiko von Krankheiten und baut gefährliches Körperfett ab.

Bewegung und sportliche Betätigung haben einen umfassenden Einfluss auf Ihr Wohlbefinden, Ihre Zufriedenheit und Lebensqualität. Darüber hinaus trägt ausdauernde körperliche Aktivität entscheidend dazu bei, Risikofaktoren zu vermindern und Krankheiten vorzubeugen.

Ein positiver Nutzen sportlicher Betätigung ist unter anderem zur Reduktion des Blutdrucks sowie zur Verbesserung der Fett- und Zuckerstoffwechsellage nachgewiesen. Sie wirkt sich zudem günstig auf Ihr Körpergewicht und Ihre Herzaktivität aus. Ihr Bewegungsapparat wird gestärkt und das Risiko für Herz-Kreislauferkrankungen, Schlaganfälle, Diabetes mellitus Typ II oder Osteoporose kann durch sie aktiv verringert werden. Dabei zeigt ausdauernde Bewegung in der Regel positivere Effekte als Kraftsportarten. Bevor Sie mit einer sportlichen Betätigung beginnen, ist eine vorherige Untersuchung und Beratung durch Ihren Arzt zu empfehlen, vor allem wenn bekannte Erkrankungen oder Risikofaktoren vorliegen. Ihr Arzt kann Ihnen zudem Empfehlungen zur genauen Dosierung der Belastungsintensität sowie zu einem sinnvollen Bewegungs- und Trainingsprogramm geben.

Ein positiver Nutzen sportlicher Betätigung ist unter anderem zur Reduktion des Blutdrucks sowie zur Verbesserung der Fett- und Zuckerstoffwechsellage nachgewiesen.

Sport hilft Ihnen bei vielen Krankheiten

Wissenschaftlich nachgewiesen ist die positive therapeutische Wirkung bei folgenden Risikofaktoren und Erkrankungen:

- **Bluthochdruck.**
  Sport gilt als wichtige nichtmedikamentöse Maßnahme in der Hochdrucktherapie. Eine Senkung des Blutdrucks beim Sport ist kurzfristig über die Weitstellung der Gefäße sowie den Flüssigkeits- und Salzverlust, längerfristig und dauerhaft über Gewichtsreduktion, Dämpfung des sympathischen Antriebs und Senkung des Insulinspiegels zu erreichen. Dynamische Ausdauerbelastungen großer Muskelgruppen mit niedriger bis

mittlerer Intensität sind dazu am besten geeignet. Kurzfristige schnellkräftige Belastungen sowie Maximalkraftbelastungen sind ungünstig und bergen ein nicht unerhebliches Risiko.

- **Fettstoffwechselstörungen.**
Regelmäßiger Sport senkt erhöhte Blutfettwerte und führt zu einer Abnahme des LDL- und einem Anstieg des HDL-Cholesterins. Nach einem Trainingsprogramm sind sinkende Triglyceride und Harnsäurewerte feststellbar. Der Fettstoffwechsel lässt sich durch ausdauerorientierte körperliche Aktivität günstig beeinflussen.

Die Bilanz zwischen Kalorienaufnahme und -verbrauch bestimmt über Gewichtszunahme bzw. -abnahme.

- **Zuckerstoffwechsel.**
Durch Sport und Bewegung können eine erhöhte Insulinsekretion, eine verbesserte Glukosetoleranz und eine gesteigerte Insulinsensitivität im Stoffwechsel beobachtet werden. Der Effekt wird am besten durch regelmäßige und dauerhafte körperliche Aktivität erzielt. Ausdauerbelastungen führen eher zum Ziel als kraftbetonte Belastungsformen.

- **Gewichtsreduktion.**
Die Bilanz zwischen Kalorienaufnahme und -verbrauch bestimmt über Gewichtszunahme bzw. -abnahme. Jede Form von körperlicher Aktivität größerer Muskelgruppen mit mittlerer Intensität führt zu einem Kalorienverbrauch von ca. 7 bis 10 Kilokalorien/Minute. Die Intensität bestimmt über die Art der verbrannten Kalorien. Hohe Intensität verursacht überwiegend Kohlenhydratabbau, moderate Intensität betont den Fettabbau, zudem bestimmt die Belastungszeit das Ausmaß der Fettverbrennung. Bei längerer als 30-minütiger Belastung kann der Fettanteil im Energieverbrauch auf über 50 % steigen.

Regelmäßiges Training verhindert oder verzögert die Entwicklung einer Osteoporose.

- **Bewegungsapparat.**
Regelmäßiges Training verhindert oder verzögert die Entwicklung einer Osteoporose. Durch ein trainiertes Muskelsystem werden Gelenke und Wirbelsäule entlastet. Trainingsroutine verbessert die Funktion von Muskeln und Gelenken. Ein zusätzliches Training von Flexibilität und Kraft unter fachlicher Anleitung beugt Verletzungen vor und steigert die Leistung – auch im Alter.

- **Herzfunktion und Blutkreislauf.**
  Körperliche Aktivität senkt die Herzfrequenz, erzeugt ein größeres Schlagvolumen, bessert die Sauerstoffausnutzung und begünstigt die Herzdurchblutung. Durch Ausdauertraining wird das Schlaganfallrisiko gesenkt. Nachweislich findet eine Abnahme der Thrombozytenaggregation statt.

Schon nach wenigen Trainingswochen zeigen sich die positiven Gesundheitseffekte des Sports.

- **Immunsystem.**
  Sport verbessert die Abwehrlage. Dadurch kann beispielsweise die Anfälligkeit für Atemwegsinfekte gesenkt werden. In der Forschung wird zudem eine Abnahme des Krebsrisikos durch Ausdauertraining diskutiert.

- **Psyche.**
  Sport erweist sich in Situationen psychischer Belastung und Verstimmtheit als besonders hilfreich.

Gezielte Aktivität im Alltag zeigt positive Wirkungen

Schon nach wenigen Trainingswochen zeigen sich die positiven Gesundheitseffekte des Sports. Sowohl in Ruhe als auch unter Belastung kann eine Verbesserung der Herz-Kreislauf-Funktionen und des Stoffwechsels beobachtet werden. Selbst geringfügige Veränderungen Ihres Bewegungsverhaltens im Alltag führen zu einer verbesserten Gesundheit. So sollten Sie versuchen, Treppen zu steigen anstatt den Fahrstuhl zu benutzen. Ein weiterer Vorschlag ist, eine Station früher den Bus oder die Straßenbahn zu verlassen, um den Rest der Wegstrecke zu Ihrem Ziel zu Fuß zurückzulegen. Auch hilft es, sich mit anderen zu gemeinsamen Aktivitäten zu verabreden – dann kommen Sie gar nicht erst in die Versuchung, Ihr Bewegungspensum aus irgendwelchen Gründen ausfallen zu lassen.

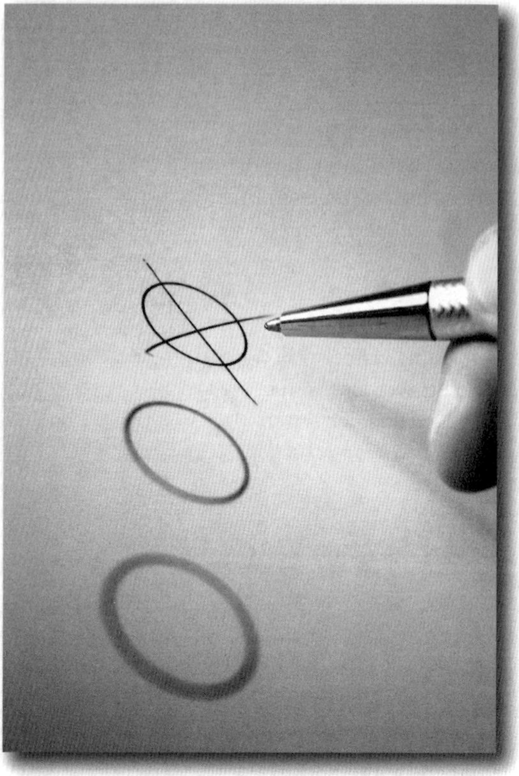

Selbsttest: Wie fit und gesund sind Sie?

Bevor Sie mit meinem Programm starten, sollten Sie erst einmal überprüfen, wie es um Ihre Fitness bestellt ist und wie gesund Sie bereits leben. Wichtig sind Ihre Cholesterin-, Blutzucker-, Puls- und Blutdruckwerte. Die können Sie – teilweise sogar umsonst, sonst gegen eine geringe Gebühr – entweder beim Arzt oder aber in vielen Apotheken bestimmen lassen.

Danach füllen Sie den Selbsttest aus. Sie finden in der Spalte „Soll" meine Vorgaben, die Sie am Ende der kommenden sechs Monate erreicht haben sollten. Erfüllen Sie manche Vorgaben schon heute? Um so besser!

	Status heute
Ihre Cholesterinwerte:	
Ihr Blutzuckerwert:	
Ihr Blutdruckwert:	
Ihr Pulswert:	
Wie fit, gesund, selbstbewusst fühlen Sie sich?	

	Ist	Soll
Wie viel Teile Süßes essen Sie (pro Tag)?		maximal 1
Wie viel Portionen Obst/Gemüse essen Sie (pro Tag)?		6
Wie viele Portionen Fisch essen Sie (pro Woche)?		3
Wie viel Portionen Fleisch essen Sie pro Tag?		1
Wie viele Portionen Wurst essen Sie pro Tag?		1
Wie viele Zigaretten rauchen Sie pro Tag?		0
Wie viele alkoholische Getränke trinken Sie pro Tag?		0
Wie viel Wasser trinken Sie pro Tag?		30 mg/kg Körpergewicht
Wie viele Vollfettprodukte nehmen Sie pro Tag zu sich?		0
Wie viele Treppensufen schaffen Sie, bevor Sie außer Atem sind?		unbegrenzt

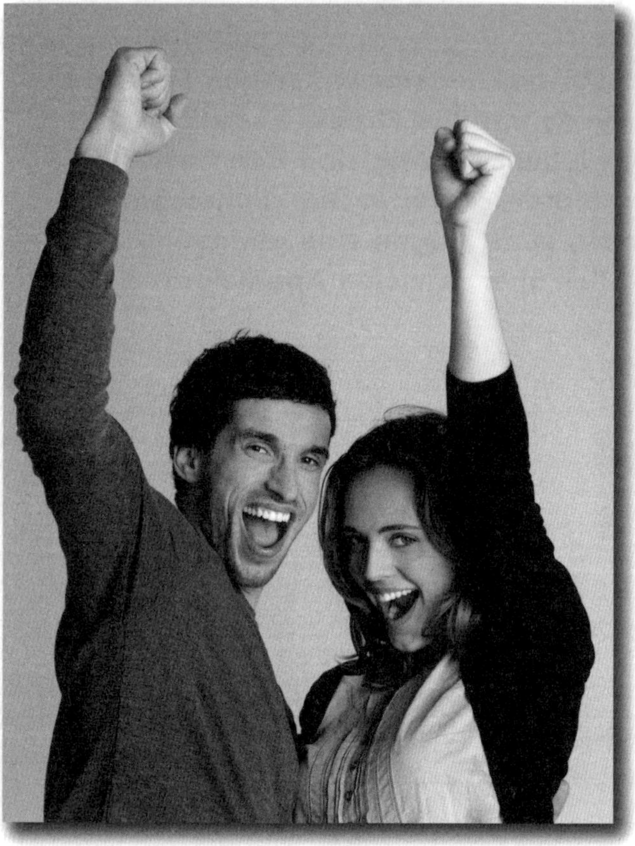

Es geht los!
Ihre Ziele für die nächsten 6 Monate

Nachdem Sie jetzt wissen, worauf es bei ausgewogener Ernährung und Bewegung ankommt und in welchen Bereichen Sie sich verbessern können, geht es nun los:

Hier kommen Ihre Ziele für die nächsten sechs Monate. Diese helfen Ihnen, fit und gesund zu werden – und zu bleiben.

Erschrecken Sie nicht: Natürlich müssen Sie nicht alle Ziele auf einmal in Angriff nehmen. Suchen Sie sich vielmehr zwei Ziele pro Woche aus, am besten jeweils eines aus der Kategorie Ernährung und eines aus den Feldern Entspannung oder Bewegung.

Wichtig ist, dass Sie Ziele nehmen, die Sie auch wirklich betreffen.

Wichtig ist, dass Sie Ziele nehmen, die Sie auch wirklich betreffen. Wenn Sie Vegetarier sind, dann können Sie das Ziel, Ihren Fleischkonsum zu reduzieren, natürlich weglassen.

Setzen Sie diese Ziele nun eine Woche lang konsequent um. Sie werden sehen, wie erstaunlich leicht Ihnen das fallen wird – eben weil Sie nicht alle liebgewonnenen, aber ungesunden Gewohnheiten auf einmal aufgeben, sondern weil Sie sich kleine „Häppchen" vornehmen.

Zu Beginn der nächsten Woche suchen Sie sich dann zwei neue Ziele aus. Achten Sie aber darauf, dass Sie Ihre bisherigen Erfolge nicht vergessen, Ihre alten Aufgaben nicht vernachlässigen. Nach und nach werden Sie so Ihr Leben dauerhaft und erfolgreich ändern – ohne dass es Ihnen wirklich schwer fällt!

Und nun geht es los. Wählen Sie Ihre Ziele und fangen Sie an – am Besten noch heute!

Mein Tipp: Schreiben Sie sich Ihre persönlichen Ziele für die nächste Woche auf einen Zettel und hängen Sie ihn dahin, wo Sie ihn oft sehen: zum Beispiel an den Spiegel oder den Computerbildschirm. So werden Sie ständig an Ihren Weg zu mehr Fitness, Gesundheit und Lebensqualität erinnert. Schritt für Schritt kommen Sie so Ihrem Ziel näher!

Ziele zum Thema Ernährung

- ☐ Tauschen Sie Sahnejogurt und Quark gegen Magermilchprodukte aus.
- ☐ Bereiten Sie Gemüse nicht in Butter zu, sondern dünsten Sie es kurz an, sodass es noch knackig ist.
- ☐ Trinken Sie zum Frühstück ein großes Glas Obst- oder Gemüsesaft, frisch gepresst oder als Direktsaft gekauft.
- ☐ Reduzieren Sie Ihren Wurstkonsum auf einmal pro Tag.
- ☐ Reduzieren Sie Ihren Konsum von Fleisch und Wurst auf dreimal pro Woche.
- ☐ Knabbern Sie vor dem Fernseher Obst- oder Gemüsestreifen mit einem Magerquark-Dip oder pur.
- ☐ Verzichten Sie auf Weißmehlprodukte, und greifen Sie zu Vollkornprodukten (Vollkornreis, Vollkornnudeln, etc.).
- ☐ Erhöhen Sie Ihre Trinkmenge (Wasser, ungesüßter Tee) auf 30 ml/kg Körpergewicht pro Tag.
- ☐ Essen Sie Fleisch – wie es früher war – nur noch sonntags bzw. einmal in der Woche.
- ☐ Essen Sie dreimal pro Woche Fisch.
- ☐ Vermeiden Sie Lebensmittel mit Transfettsäuren (auch zu finden als gehärtete Fette).
- ☐ Würzen Sie mit frischen Kräutern, mit Pfeffer und Paprika, ohne Salz.
- ☐ Verzichten Sie auf gezuckerte Getränke in jeder Form (gezuckerten Tee, Limonaden, auch Limonaden mit Süßstoff).
- ☐ Essen Sie zu Mittag eine große Portion Gemüse oder Salat.
- ☐ Reduzieren Sie Ihren Kaffeekonsum auf drei bis vier Tassen pro Tag.
- ☐ Essen Sie zwischen Frühstück und Mittagessen ein Stück Obst.

- ☐ Verzichten Sie auf Zucker und Süßstoff im Tee und Kaffee.
- ☐ Essen Sie zwischen Mittag- und Abendessen ein Stück Obst statt Kuchen.
- ☐ Essen Sie Ihr Gemüse roh oder gedünstet.
- ☐ Verzichten Sie auf fette, sahnehaltige Saucen.
- ☐ Nehmen Sie nicht mehr als 6 Gramm Salz und 30 Gramm Fett pro Tag zu sich.
- ☐ Verzichten Sie auf Alkohol – er ist nur einmal im Monat als Ausnahme erlaubt.
- ☐ Tauschen Sie Ihre Süßigkeiten gegen süßes Obst, wie Beeren, Melonen oder Birnen.
- ☐ Kaufen Sie Ihre Lebensmittel – soweit möglich – regional beim Bauern, Erzeuger oder im Bioladen.
- ☐ Essen Sie Kartoffeln mit fettarmem Käse oder Quark statt mit Butter.
- ☐ Bereiten Sie Ihre Salatsauce selbst aus magerem Jogurt und frischen Kräutern zu.
- ☐ Essen Sie morgens Marmelade statt Wurst.
- ☐ Tauschen Sie Kartoffelchips gegen Gemüse-Dips.
- ☐ Lassen Sie sich im Restaurant die Saucen und Salatdressings extra reichen – und nehmen Sie so wenig wie möglich.
- ☐ Verzichten Sie auf Bratensaft als Soße.
- ☐ Richten Sie Ihr Gemüse nicht mit Butter, sondern mit Kräutern an.
- ☐ Gehen Sie in die Obst- und Gemüseabteilung und probieren Sie etwas, was Sie noch nie gegessen haben, beispielsweise Artischocken oder Cumquats.

Welche Ziele wählen Sie?

....

....

Ziele zum Thema Bewegung

- ☐ Gehen Sie jeden Tag nach dem Mittagessen 5 Minuten „einmal um den Block“.
- ☐ Versuchen Sie, für Wege treppab auf Rolltreppe oder Fahrstuhl zumindest für ein bis zwei Stockwerke zu verzichten.
- ☐ Kaufen Sie sich neue Sportschuhe – die Sie dann auch benutzen.
- ☐ Werden Sie Mitglied in einem Sportverein.
- ☐ Besuchen Sie einen Fitness-Kurs.
- ☐ Gehen Sie Kegeln statt fernzusehen.
- ☐ Machen Sie am Wochenende einen langen Spaziergang.
- ☐ Legen Sie Dinge, die Sie ständig brauchen, so, dass Sie dafür immer wieder aufstehen und sie holen müssen (z. B. häufiger benötigte Bücher nicht direkt auf den Schreibtisch).
- ☐ Gehen Sie jeden Tag 15 Minuten zügig spazieren – und einmal pro Woche 30 Minuten.
- ☐ Verzichten Sie für das letzte Stockwerk, dass Sie erreichen müssen, auf Fahrstuhl/Rolltreppe, nehmen Sie das Treppenhaus.
- ☐ Parken Sie 500 Meter vom Ziel entfernt oder verlassen Sie eine Station früher Bus oder U-Bahn, und gehen Sie die restliche Strecke zu Fuß.
- ☐ Telefonieren Sie im Stehen, bewegen Sie sich dabei.
- ☐ Gehen Sie nach dem Mittagessen 10 Minuten spazieren.
- ☐ Gehen Sie täglich 15 Minuten zügig, und zweimal pro Woche 30 Minuten.
- ☐ Schauen Sie die Abendnachrichten auf einem Gymnastikball, wippen Sie dabei hin und her.
- ☐ Tauschen Sie einen Fernsehfilm pro Woche gegen einen langen Spaziergang.
- ☐ Gehen Sie beim Zähneputzen morgens und abends auf der Stelle.
- ☐ Verzichten Sie zwei Stockwerke vor Ihrem Ziel auf Rolltreppe oder Fahrstuhl und benutzen Sie das Treppenhaus.
- ☐ Verzichten Sie komplett auf Rolltreppen und Fahrstühle.

- ☐ Gehen Sie täglich 15 Minuten zügig, und dreimal pro Woche 30 Minuten.
- ☐ Verzichten Sie auf der Hälfte des Weges nach oben auf Rolltreppen oder Fahrstuhl, und benutzen Sie das Treppenhaus.
- ☐ Machen Sie jeden Tag nach dem Mittagessen einen 15-minütigen Spaziergang.
- ☐ Gehen Sie die Hälfte des Weges zum Einkaufen und zur Arbeit zu Fuß.
- ☐ Machen Sie Wege im Haus oder in der Wohnung häufig mit gefüllten 0,5-Liter-Flaschen in den Händen. So haben Sie ein kostenloses Krafttraining im Alltag.
- ☐ Tragen Sie Gegenstände einzeln in den Keller oder auf den Dachboden – so müssen Sie häufiger laufen.
- ☐ Starten Sie mit Bus und Bahn nicht an der nächstliegenden Station, sondern eine, je nach Entfernung sogar zwei Stationen weiter – laufen Sie bis dorthin oder nehmen Sie das Rad.
- ☐ Wenn das Wetter es zulässt, machen Sie sonntags eine einstündige Radtour (Pausen sind erlaubt).
- ☐ Gehen Sie – soweit möglich – zur Arbeit und zum Einkaufen zu Fuß, oder benutzen Sie Ihr Fahrrad.
- ☐ Gehen Sie jeden Tag eine große Runde mit Ihrem Hund – auch wenn Sie keinen haben.
- ☐ Machen Sie am Wochenende einen langen, zügigen Spaziergang (45 Minuten).
- ☐ Gehen Sie jeden Tag 15 Minuten zügig, zweimal pro Woche 30 Minuten, und machen Sie zweimal pro Woche ein Gymnastikprogramm mit sieben Übungen aus dem Bereich Kraft.
- ☐ Gehen Sie jeden Tag 20 Minuten zügig, zweimal pro Woche 30 Minuten, und machen Sie zweimal pro Woche ein Gymnastikprogramm mit acht Übungen aus dem Bereich Kraft.
- ☐ Gehen Sie möglichst jeden Tag 30 Minuten zügig, machen Sie zwei- bis dreimal pro Woche ein Gymnastikprogramm mit 10 Übungen, davon die Hälfte zur Beweglichkeit, die Hälfte aus dem Bereich Kraft.

Welche Ziele wählen Sie?

....

Ziele zum Thema Entspannung

- ☐ Machen Sie eine Liste mit all den Dingen, über die Sie sich ständig aufregen. Werden Sie sich klar über Tatsachen, die Sie nicht ändern können – und hören Sie auf, sich hierüber zu ärgern (z. B. über das Wetter, rote Ampeln etc.).
- ☐ Lernen Sie, Nein zu sagen. Überlegen Sie bei jeder Bitte genau, ob Sie wirklich noch Zeit und auch Lust dazu haben. Wenn nicht, lehnen Sie höflich, aber bestimmt ab.
- ☐ Schaffen Sie sich Ruhephasen im Alltag: Lassen Sie bei den Mahlzeiten, im Auto und in Ihren Pausen Radio oder Fernseher aus, verzichten Sie auf „Hintergrundberieselung“.
- ☐ Führen Sie Entspannungspausen ein. Schauen Sie alle zwei Stunden zehn Minuten lang aus dem Fenster und machen Sie NICHTS.
- ☐ Lernen Sie eine Entspannungstechnik, beispielsweise autogenes Training.
- ☐ Wenden Sie die erlernte Entspannungstechnik mindestens dreimal pro Woche an – oder in den Situationen, in denen Sie unter Stress stehen.

Welche Ziele wählen Sie?

....

....

Ihre Fitness im Mittelpunkt

Übungen zur Beweglichkeit

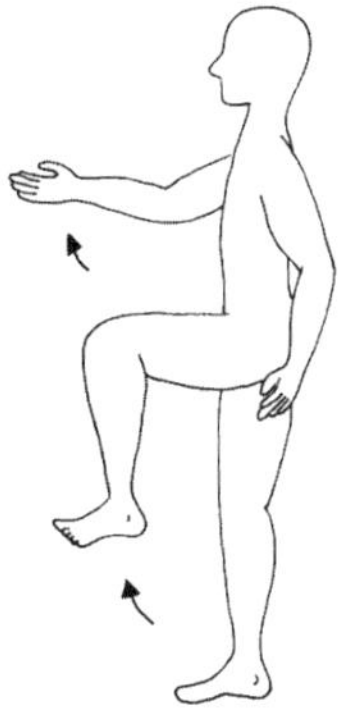

Walking. Stellen Sie sich aufrecht hin, und fangen Sie an, langsam zu gehen. Denken Sie daran, Ihre Arme mitzunehmen. Die Bewegungen von Armen und Beinen werden immer größer. Rollen Sie Ihre Füße von den Zehen bis zu den Fersen ab, und heben Sie Ihre Knie immer höher. Das macht Ihre Beinmuskeln beweglicher.

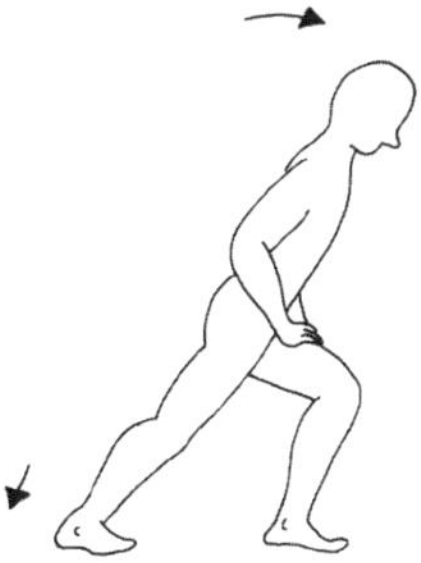

Wadendehnung. Sie stehen aufrecht in Schrittstellung nach vorn. Das vordere Bein ist gebeugt, das hintere nach hinten weggestreckt. Achten Sie darauf, dass Ihr hinterer Fuß nach vorne zeigt. Drücken Sie die hintere Ferse in den Boden, und verlagern Sie Ihr Gewicht auf Ihr vorderes Bein, bis Sie die Dehnung in der Wade bemerken. Dann halten Sie die Position acht bis zehn Sekunden lang – anschließend Seitenwechsel. Je Seite fünfmal wiederholen. So trainieren Sie Ihre Wadenmuskulatur.

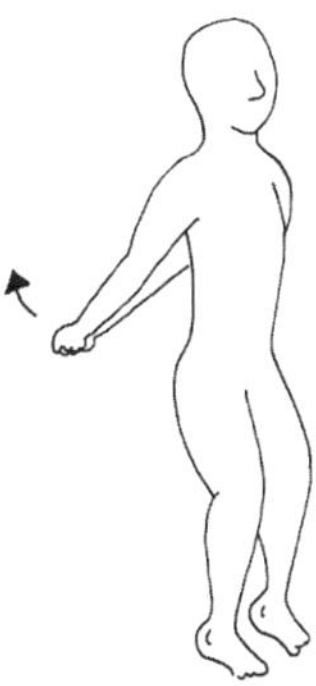

Brustdehnung. Sie stehen aufrecht, Ihre Beine sind hüftbreit auseinander. Führen Sie Ihre Arme hinter Ihren Rücken, und verschränken Sie dort Ihre Hände. Nun heben Sie Ihre Arme an, bis Sie die Dehnung in der Brust fühlen. Acht bis zehn Sekunden halten, fünfmal wiederholen. Trainiert Ihre Brustmuskeln.

Beinbeuger. Legen Sie sich auf den Rücken, und strecken Sie ein Bein nach oben aus. Ziehen Sie die Fußspitze an. Nun fassen Sie das Bein so hoch wie möglich mit Ihren beiden Händen, am besten oberhalb des Knies, und ziehen es sanft zu Ihrem Oberkörper. Sie sollten die Dehnung in der

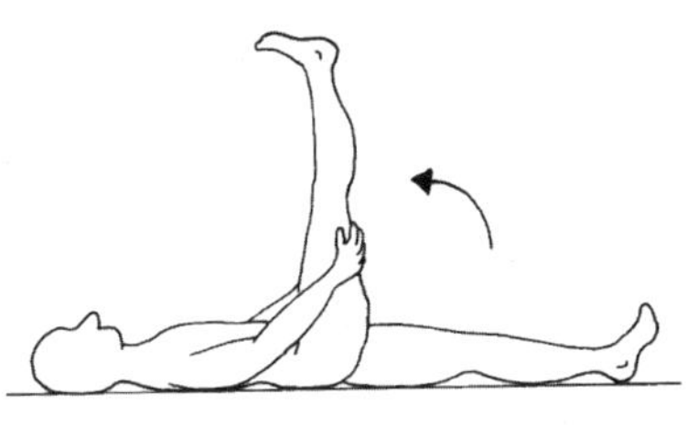

Rückseite der Schenkel spüren. Halten Sie die Spannung 15 Sekunden lang, und wiederholen Sie zweimal pro Bein. Verbessert die Beweglichkeit der Beinmuskeln.

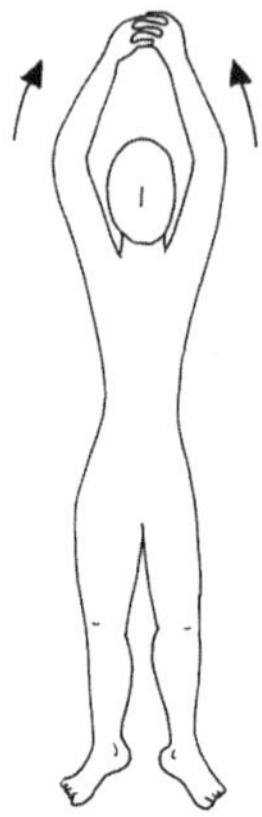

Schulterdehnung. Stellen Sie sich aufrecht hin, Ihre Beine stehen hüftbreit auseinander. Nun heben Sie Ihre Arme gestreckt über den Kopf und verschränken Ihre Hände. Strecken Sie sich so weit, bis Sie das Gefühl haben, Ihr gesamter Körper würde gedehnt. Nun drücken Sie Ihre Hände vorsichtig ein Stück nach hinten, bis Sie die Dehnung in den Schultern merken. Halten Sie acht bis zehn Sekunden, und wiederholen Sie fünfmal. Macht Ihre Schultermuskeln beweglicher.

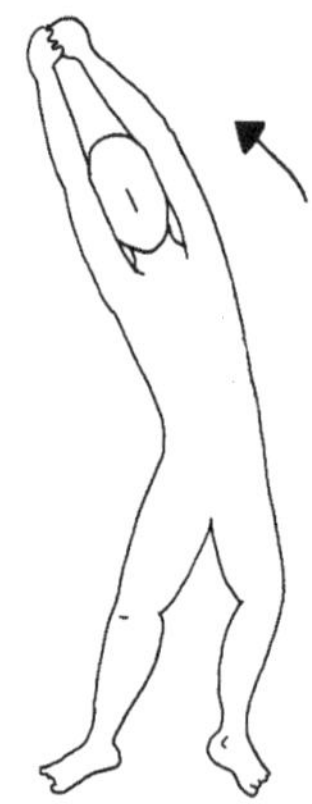

Seit-Dehnung. Stellen Sie sich aufrecht hin, und machen Sie einen Schritt zur rechten Seite. Das rechte Bein ist leicht gebeugt, das rechte Knie nach außen gerichtet (über Ihren rechten Fuß). Ihr linkes Bein ist durchgedrückt. Heben Sie Ihre Arme gestreckt über den Kopf. Nun fassen Sie sich an den Händen. Strecken Sie Ihren Rumpf nach links, bis Sie die Dehnung rechts in Taille und Rücken spüren. 20 Sekunden lang halten, dann zur anderen Seite dehnen. Zweimal pro Seite wiederholen. So werden die Rumpfmuskeln beweglicher.

Schenkelfront-Dehnung. Legen Sie sich auf dem Bauch auf den Boden. Winkeln Sie das linke Bein an, senken Sie den Fuß in Richtung Gesäß, und umgreifen Sie ihn mit Ihrer linken Hand. Ziehen Sie nun den Fuß langsam und ohne Kraft in Richtung Gesäß, bis Sie eine Dehnung im Oberschenkel verspüren. Halten Sie diese Stellung 20 Sekunden lang. Dann mit dem anderen Bein wiederholen. Pro Seite zweimal wiederholen. Verbessert die Beweglichkeit der Oberschenkelmuskulatur.

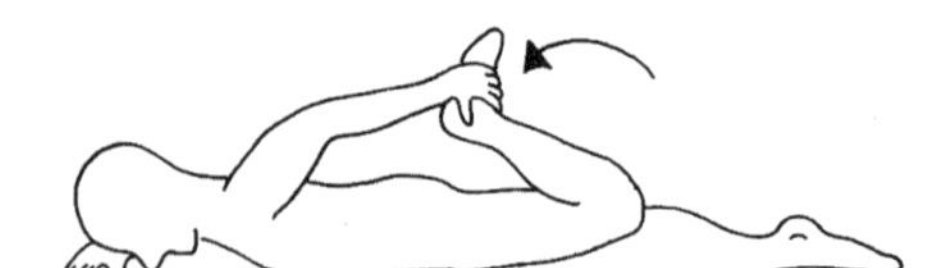

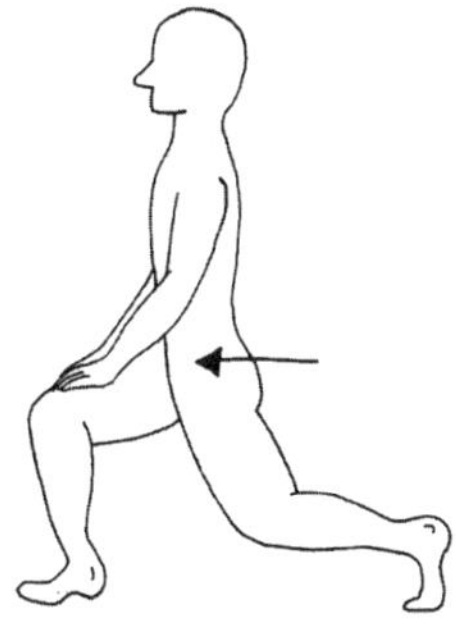

Hüftdehnung. Stellen Sie sich aufrecht hin, und gehen Sie mit dem rechten Bein einen großen Schritt nach vorne. Nun schieben Sie Ihre linke Hüfte vor und halten diese Position 15 Sekunden lang. Dann die Seite wechseln und pro Seite zweimal wiederholen. So werden Sie im Hüftbereich beweglicher.

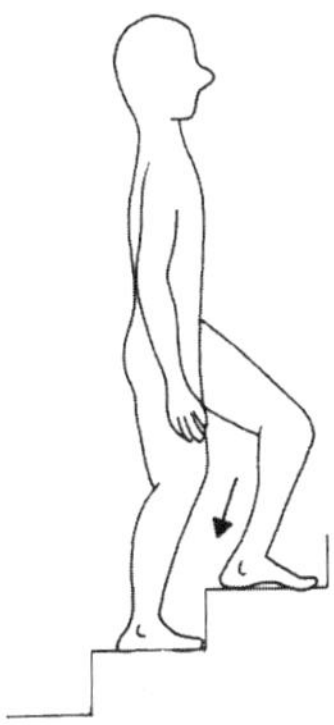

Wadenschritt. Stellen Sie sich mit dem rechten Bein auf die erste Stufe einer Treppe (vielleicht einfach im Hausflur?), mit dem linken Bein eine Stufe höher. Das linke Knie ist angewinkelt, das rechte nur leicht gebeugt. Mit der linken Ferse ziehen Sie sanft nach unten. 30 Sekunden halten, dann zwei- bis dreimal wiederholen. Nach den Wiederholungen die Beine wechseln. Fördert die Beweglichkeit der inneren Wadenmuskulatur.

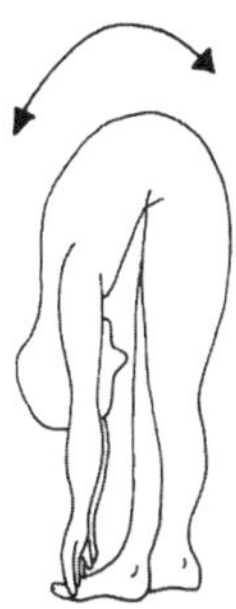

Kreuzbeugen. Stellen Sie sich aufrecht hin, der rechte Fuß gekreuzt vor dem linken. Nun beugen Sie sich langsam mit rundem Rücken, so weit Sie können, herunter. Sie verspüren die Dehnung an der Rückseite der Oberschenkel, aber auch im Gesäß und im Rücken. Halten Sie 15 Sekunden. Dann lösen und dreimal wiederholen. Das macht die obere Rückenmuskulatur beweglicher.

Beinschieben. Stellen Sie sich aufrecht hin, das linke Knie ist gebeugt, der rechte Fuß zeigt nach außen. Nun schieben Sie Ihr rechtes Bein gestreckt langsam zur Seite, bis der Fuß nur noch auf der Ferse steht und Sie ein Ziehen im inneren Oberschenkel verspüren. Halten Sie 15 Sekunden, und wiederholen Sie die Übung zweimal. Nach den Wiederholungen die Seite wechseln. Stärkt die Beweglichkeit der inneren Oberschenkelmuskeln.

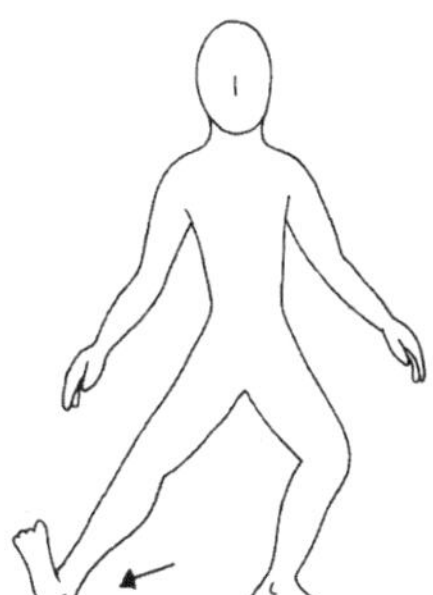

Übungen für die Kraft

Beckenlift. Legen Sie sich auf den Rücken, und stellen Sie Ihre Füße auf. Die Knie sind angewinkelt, Ihre Arme liegen neben Ihrem Körper. Heben Sie nun Ihr Becken an, bis Rumpf und Oberschenkel sich in einer Linie befinden. Halten Sie diese Position 15 Sekunden lang. Dann absenken, 30 Sekunden Pause. Zweimal wiederholen. Für Profis wird diese Übung noch schwieriger, wenn Sie zusätzlich ein Bein heben und durchstrecken. Dann zweimal pro Seite wiederholen. Diese Übung kräftigt Ihre Bauch- und Rückenmuskeln.

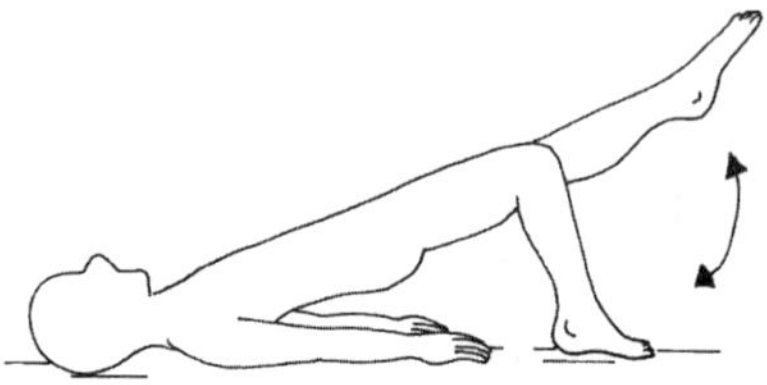

U-Halt. Legen Sie sich auf den Bauch. Ihre Beine sind gestreckt. Ihre Arme liegen neben Ihrem Kopf, sodass Ober- und Unterarm einen 90-Grad-Winkel bilden. Nun heben Sie Arme, Schultern und Kopf gleichzeitig an. 10 Sekunden halten, dann 30 Sekunden Pause. Dreimal wiederholen. Das kräftigt die oberen Rückenmuskeln.

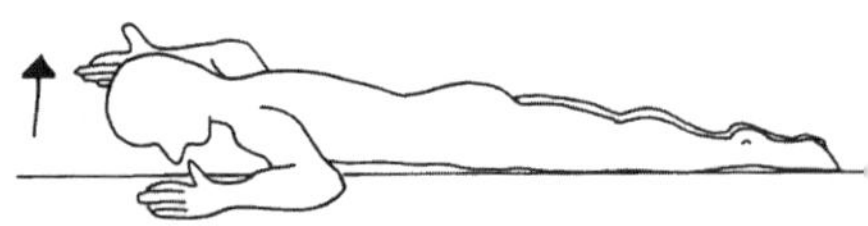

Beinziehen. Gehen Sie in Rückenlage, die Beine sind ausgestreckt, die Arme liegen rechts und links neben dem Körper. Heben Sie gleichzeitig Kopf und Schultern vom Boden, und ziehen Sie Ihr rechtes Knie zum Brustkorb. Bewegen Sie Ihre Stirn in Richtung rechtes Knie und die Hände in Richtung des angehobenen rechten Fußes. Dann ablegen und die Seiten wechseln. Fünfmal pro Seite wiederholen. Das kräftigt Ihre Bauchmuskeln.

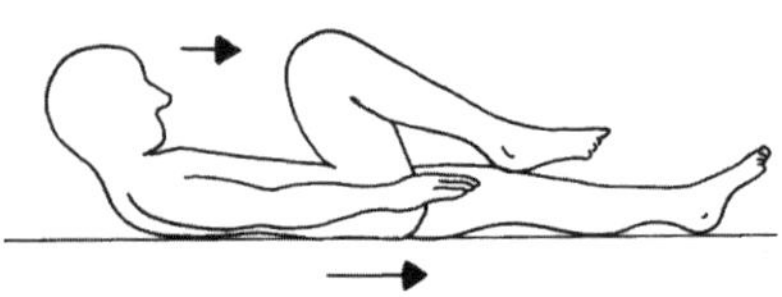

Halber Liegestütz. Gehen Sie in den Vierfüßlerstand. Dazu knien Sie auf dem Boden und stützen sich auf Ihren Händen ab. Heben Sie Ihre Füße leicht vom Boden, und überkreuzen Sie Ihre Unterschenkel. Spannen Sie Ihre Bauchmuskeln an. Nun heben und senken Sie Ihren Oberkörper, indem Sie Ihre

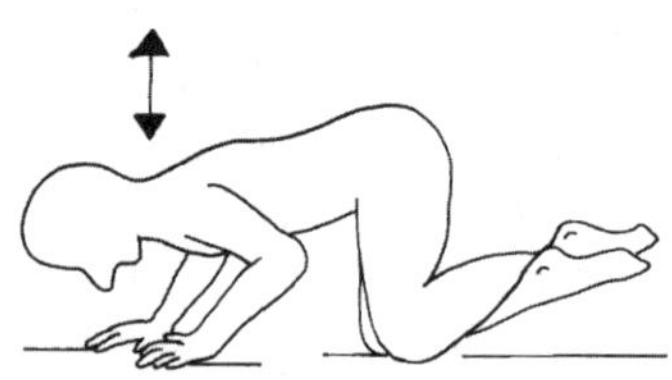

Ellenbogen beugen und strecken. Ihr Gesicht nähert sich so weit wie möglich dem Boden. Fünfmal wiederholen. So stärken Sie Brust- und Rumpfmuskeln.

Bauch-Curl. Legen Sie sich auf den Rücken. Ihre Knie sind angewinkelt, die Füße aufgestellt. Verschränken Sie Ihre Hände hinter dem Kopf. Nun heben Sie Kopf und Schultern ein Stück Richtung Decke an. Ihr restlicher Körper bleibt auf dem Boden liegen. Halten Sie die Position fünf Sekunden lang, dann senken Sie Ihren Kopf und Ihre Schultern wieder ab. Achtmal wiederholen. Das stärkt die Bauchmuskeln.

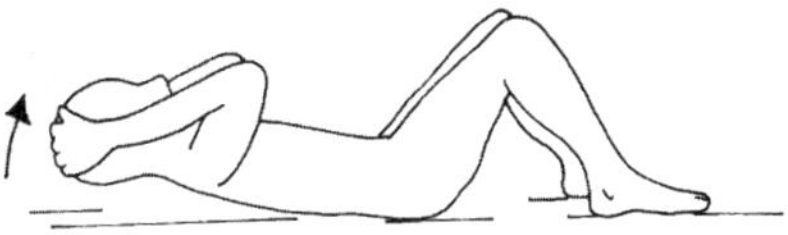

Rumpfheben. Legen Sie sich auf den Bauch. Ihre Beine sind gestreckt, Ihre Hände legen Sie auf Ihre Schultern. Nun spannen Sie Gesäß und Beine an und heben Kopf und Schultern vom Boden – so hoch, wie Sie es gerade schaffen. Senken Sie wieder ab, und wiederholen Sie die Übung acht- bis zehnmal. Sie kräftigen auf diese Weise Ihre Schultermuskulatur.

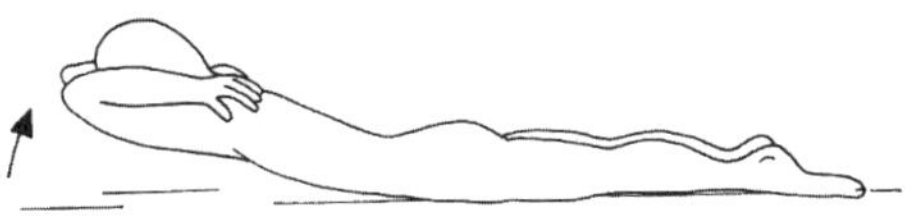

Beinbeuge. Stellen Sie sich aufrecht hin. Ihre Füße sind hüftbreit auseinander, Ihre Fußspitzen zeigen nach außen. Stützen Sie Ihre Hände in die Hüften. Achtung: Halten Sie die Knie über Ihre Fußspitzen, knicken Sie nicht nach innen ein! Nun beugen Sie langsam Ihre Knie, bis Ihre Oberschenkel waagerecht sind. Achten Sie darauf, dass Ihr Rücken gestreckt bleibt. Wieder aufrichten, fünfmal wiederholen. Das stärkt Ihre Oberschenkelmuskeln.

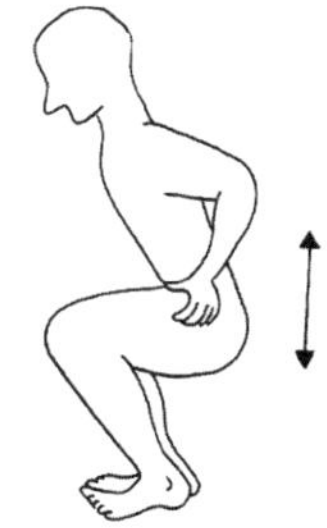

Rudern. Legen Sie sich auf den Rücken. Ihre Knie sind leicht angewinkelt, Ihre Fersen aufgesetzt. Ihr Oberkörper ist nicht ganz auf dem Boden abgelegt, sondern wird durch die angewinkelten Ellenbogen abgestützt. Nun drücken Sie Ihren Oberkörper nach

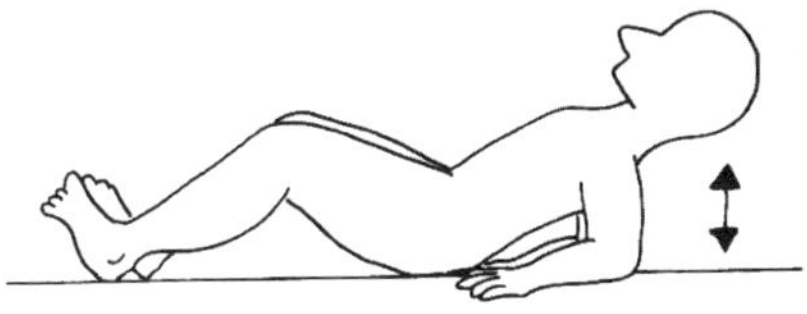

oben – unterstützen Sie ihn dabei, indem Sie sich mit den Ellenbogen abdrücken. Ihr Rücken bleibt gerade, Ihr Kopf bildet die Verlängerung Ihrer Wirbelsäule. Absenken und fünfmal wiederholen. So trainieren Sie Ihre Bauchmuskeln.

Ausfallschritt. Stellen Sie sich aufrecht hin. Nun machen Sie mit dem rechten Bein einen Schritt nach hinten. Das hintere Bein ist gestreckt, das vordere angewinkelt. Ihr Oberkörper ist aufrecht, Ihre Arme hängen seitlich am Körper herab. Nun senken Sie Ihren Körperschwerpunkt ab, bis das hintere Knie den Boden berührt. Gleichzeitig beugen Sie Ihre Ellenbogen und ziehen so Ihre Hände in Richtung Brust. Wieder aufrichten und zehnmal wiederholen. Das trainiert Bauch- und Beinmuskulatur.

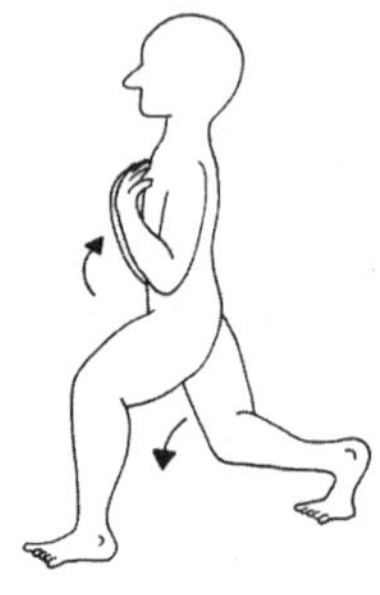

Beinheber. Legen Sie sich auf den Rücken. Ihre Arme liegen neben Ihrem Körper, Ihre Beine sind gestreckt. Nun stellen Sie ein Bein angewinkelt auf. Heben Sie das andere Bein langsam nach oben (ohne Schwung). Das Bein sollte so weit wie möglich gestreckt bleiben. Das zweite Bein bleibt angewinkelt aufgestellt. Profis lassen beide Beine gestreckt, die Füße übereinander verschränkt. Heben Sie Ihre Beine knapp über den Boden, und spannen Sie Ihre Bauchmuskeln an. Anschließend wieder bis knapp über den Boden absenken und fünfmal wiederholen. So trainieren Sie Ihre Bauchmuskeln.

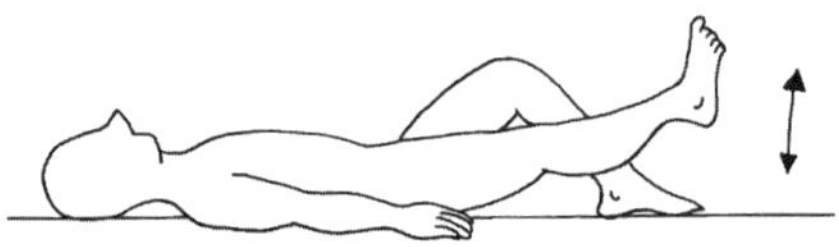

Arm-Bein-Lift. Legen Sie sich auf den Bauch, und heben Sie Ihren Kopf leicht an. Ihre Arme sind nach vorne ausgestreckt. Nun heben Sie Ihren rechten Arm und Ihr linkes Bein vom Boden. Wippen Sie 15 Sekunden leicht auf und ab, ohne dass Sie dabei

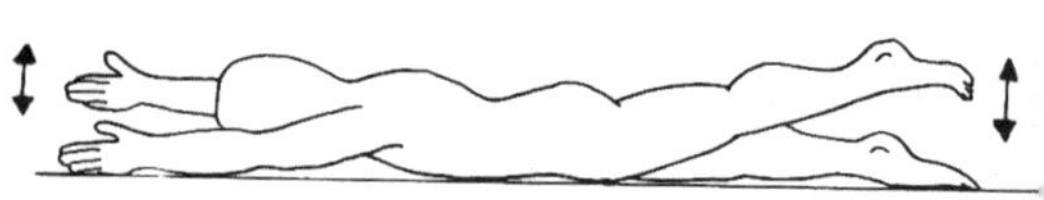

mit dem Arm und dem Bein den Boden berühren. Dann ablegen und Seiten wechseln. Je Seite zweimal wiederholen. Das stärkt Bauch- und Beinmuskeln.

Oberkörper-Heben. Diese Übung ist für Menschen, die schon trainierter sind. Suchen Sie sich einen festen Halt (einen Stuhl, der nicht zurückrutschen kann oder eine Bank). Setzen Sie sich auf die Sitzgelegenheit und stützen Sie sich mit den Händen rückwärts darauf ab. Ihre Arme sind gestreckt. Ihre Beine sind nach vorne weggestreckt, Ihre Fußspitzen angezogen. Ihre Ferse steht fest auf dem Boden, Ihr Oberkörper ist aufgerichtet. Nun heben Sie Ihren Oberkörper leicht an und senken ihn dann vor der Sitzgelegenheit ab, bis Ihre Arme einen 90- Grad-Winkel bilden. Dann drücken Sie sich wieder hoch. Fünfmal wiederholen. So trainieren Sie Oberkörper- und Schultermuskulatur.

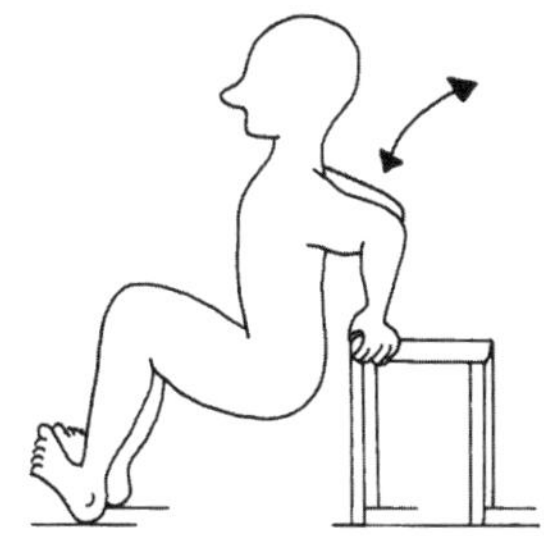

Vierfüßlerstand. Gehen Sie in den Vierfüßlerstand. Strecken Sie das linke Bein nach hinten, die Fußspitze ist dabei angezogen. Gleichzeitig strecken Sie den rechten Arm nach vorne. Halten Sie kurz, dann ziehen Sie Arm und Bein wieder an, führen beide unter den Körper und berühren mit der rechten Hand das linke Knie. Achten Sie darauf, dass Sie kein Hohlkreuz machen. Wechseln Sie jetzt die Seite. Pro Seite zehnmal wiederholen. Das stärkt den gesamten Rücken.

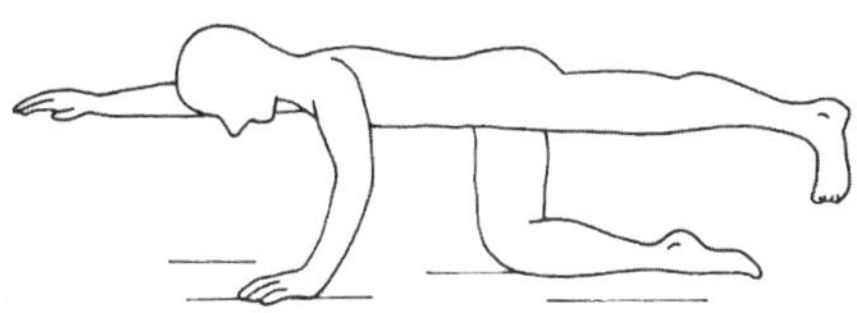

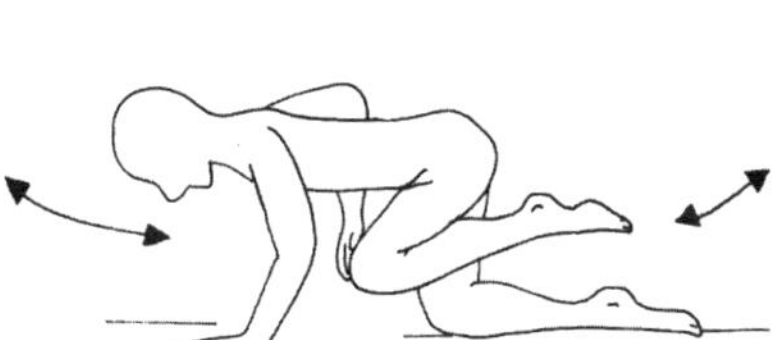

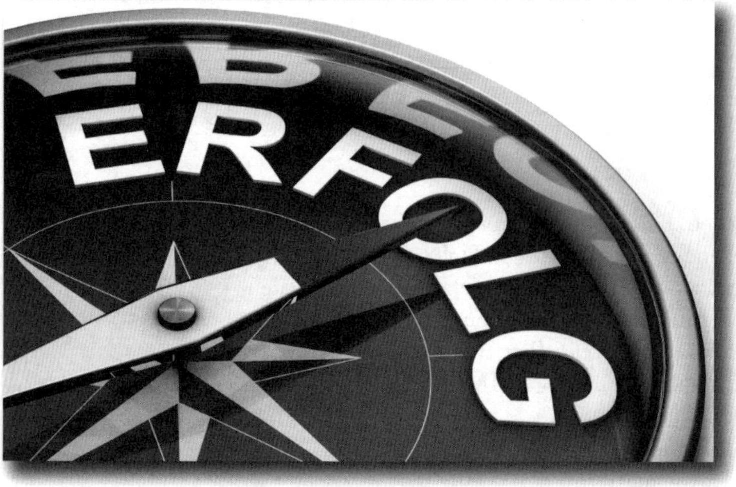

Selbsttest: Wie fit und gesund sind Sie?

Herzlichen Glückwunsch, Sie haben es geschafft. Die sechs Monate sind um. Sie leben nun gesünder, sind fitter und fühlen sich garantiert besser. Aber was haben Sie genau im letzten halben Jahr erreicht? Damit Sie Ihren Fortschritt auch schriftlich haben, finden Sie hier noch einmal den Selbsttest, den Sie vor sechs Monaten ausgefüllt haben. Nehmen Sie sich ein paar Minuten Zeit, und füllen Sie ihn erneut aus. Sie haben nun schwarz auf weiß, wie erfolgreich Sie Ihren Lebensstil umgestellt haben.

	vor 6 Monaten	Status heute
Ihre Cholesterinwerte:		
Ihr Blutzuckerwert:		
Ihr Blutdruckwert:		
Ihr Pulswert:		
Wie fit, gesund, selbstbewusst fühlen Sie sich? ____________________ ____________________		

	vor sechs Monaten	Status heute	Soll
Wie viel Teile Süßes essen Sie (pro Tag)?			maximal 1
Wie viel Portionen Obst/Gemüse essen Sie (pro Tag)?			6
Wie viele Portionen Fisch essen Sie (pro Woche)?			3
Wie viel Portionen Fleisch essen Sie pro Tag?			1
Wie viele Portionen Wurst essen Sie pro Tag?			1
Wie viele Zigaretten rauchen Sie pro Tag?			0
Wie viele alkoholische Getränke trinken Sie pro Tag?			0
Wie viel Wasser trinken Sie pro Tag?			30 mg/kg Körpergewicht
Wie viele Vollfettprodukte nehmen Sie pro Tag zu sich?			0
Wie viele Treppenstufen schaffen Sie, bevor Sie außer Atem sind?			unbegrenzt

Ausblick: Bleiben Sie fit!

Nicht nur Ihre gemessenen Werte, also Cholesterin, Blutdruck, Blutzucker und Pulswert, zeigen Ihnen eine deutliche Verbesserung Ihrer Gesundheit an.

Sie spüren jetzt selbst, dass Sie mehr leisten können, sowohl körperlich, als auch geistig. Behalten Sie das bei! Achten Sie darauf, dass Sie nicht wieder in alte Verhaltensmuster zurückfallen. Dazu sollten Sie einmal im Monat die Tabelle auf Seite 49 aufschlagen und überprüfen, ob Sie noch alle Ziele einhalten.

Haben Sie Lust bekommen, sich noch weiter zu steigern? Warum beginnen Sie dann nicht einen Ausdauersport? Beginnen Sie ganz langsam, vielleicht mit Walking, für 15 Minuten, an drei Tagen in der Woche. Steigern Sie sich nach und nach, bis Sie 30 Minuten schaffen, vielleicht sogar joggend. Ihre Gesundheit wird es Ihnen auf jeden Fall danken!